食想う心

身体と心の健康は家庭の食卓でつくるもの

浅田容子 著

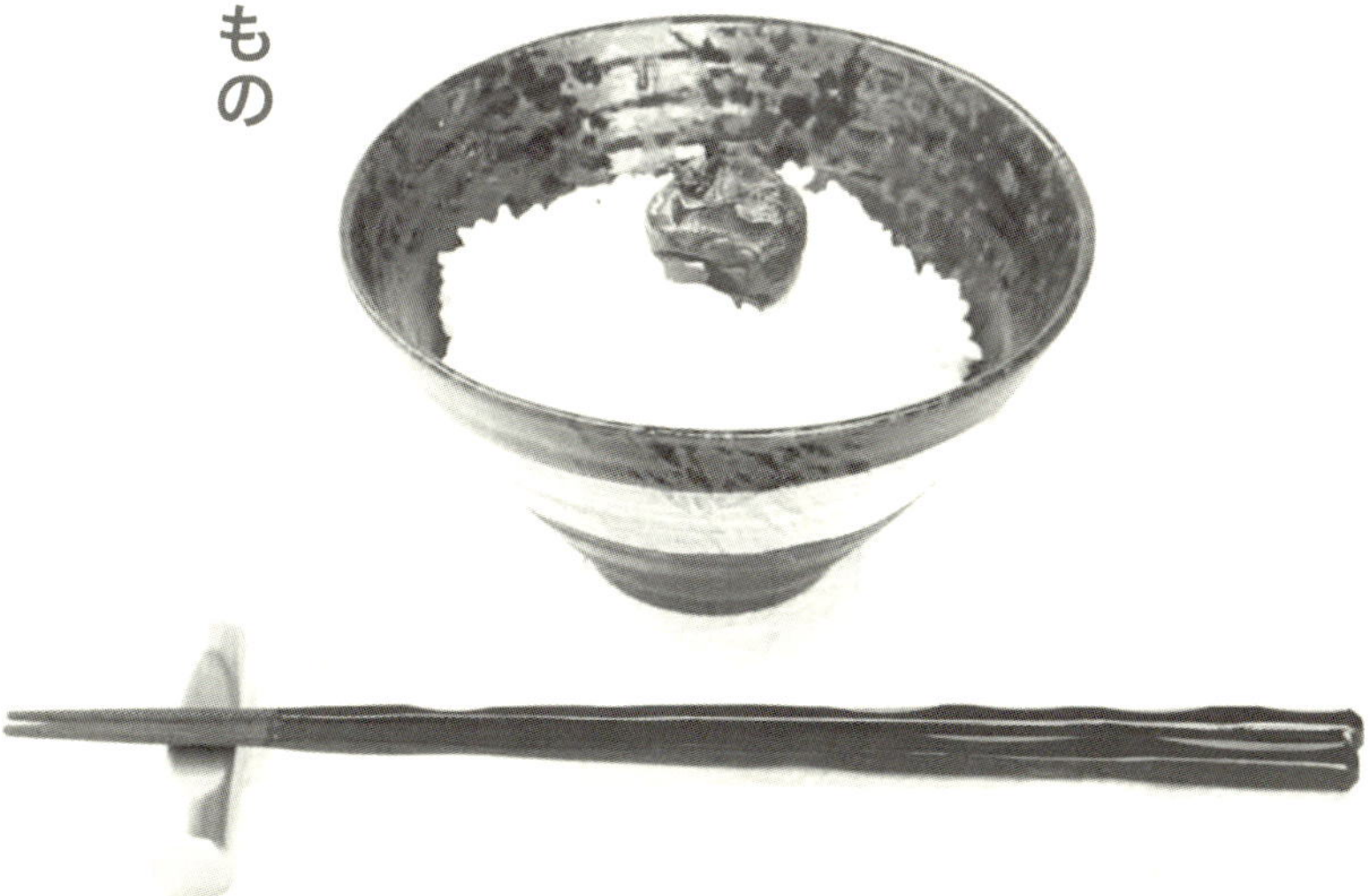

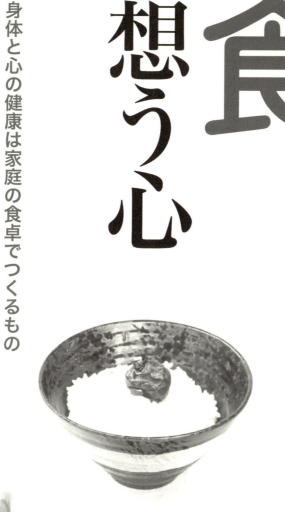

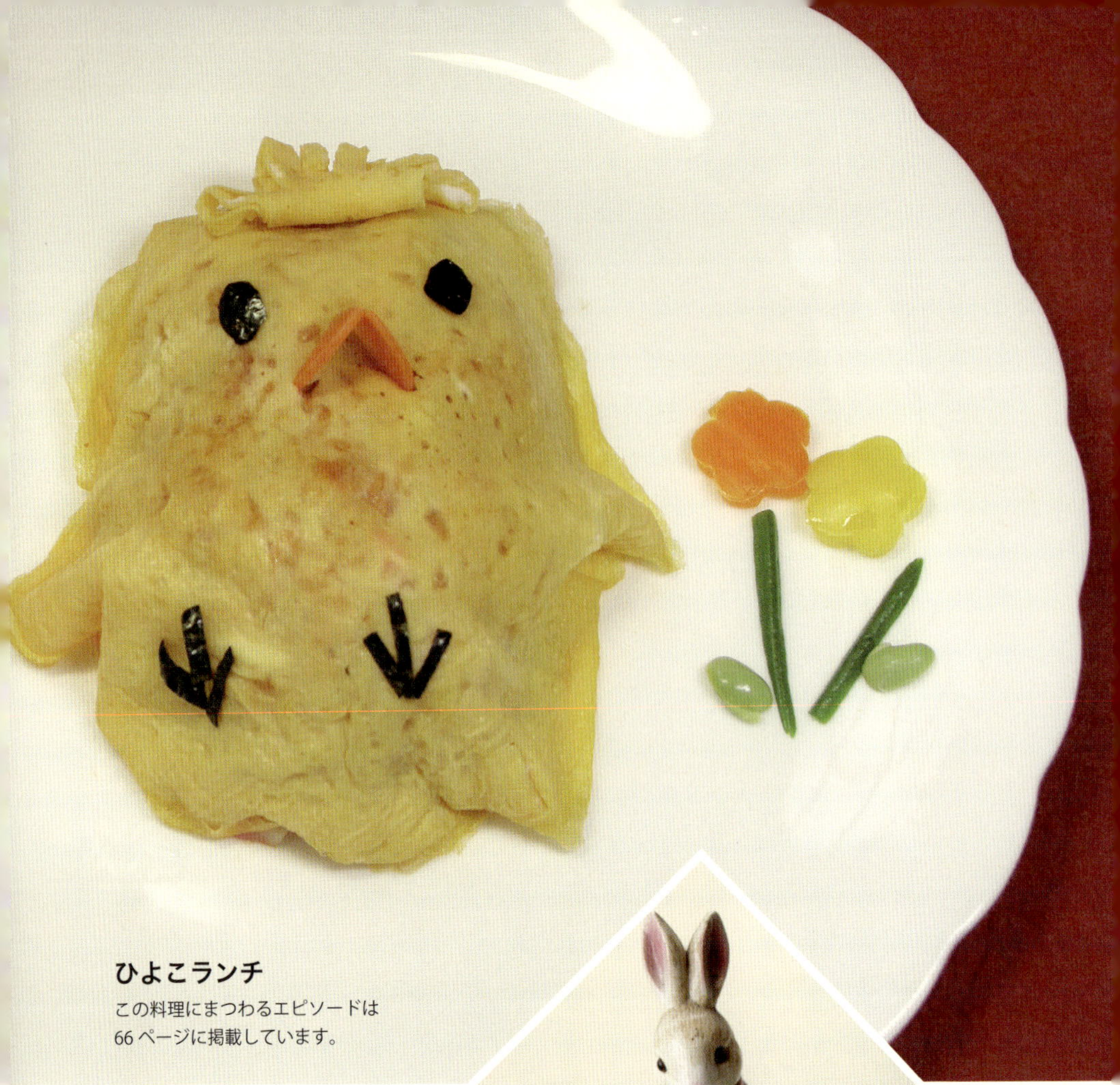

ひよこランチ

この料理にまつわるエピソードは
66ページに掲載しています。

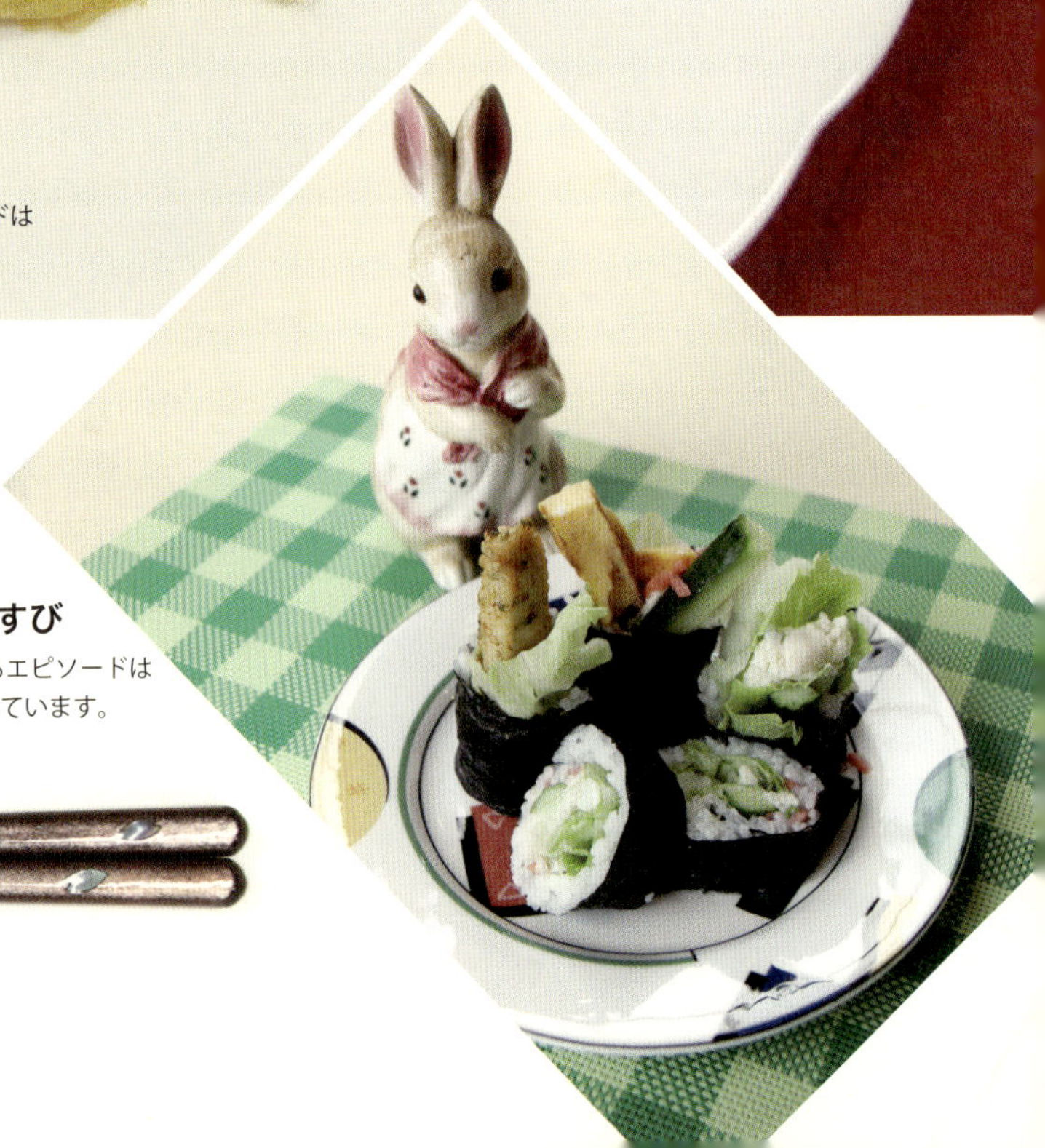

まきまきおむすび

この料理にまつわるエピソードは
118ページに掲載しています。

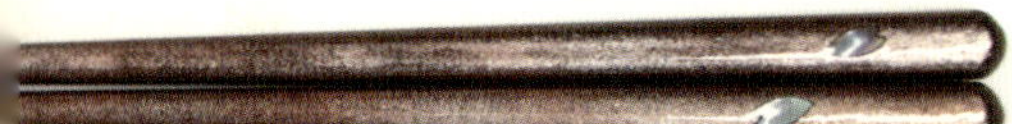

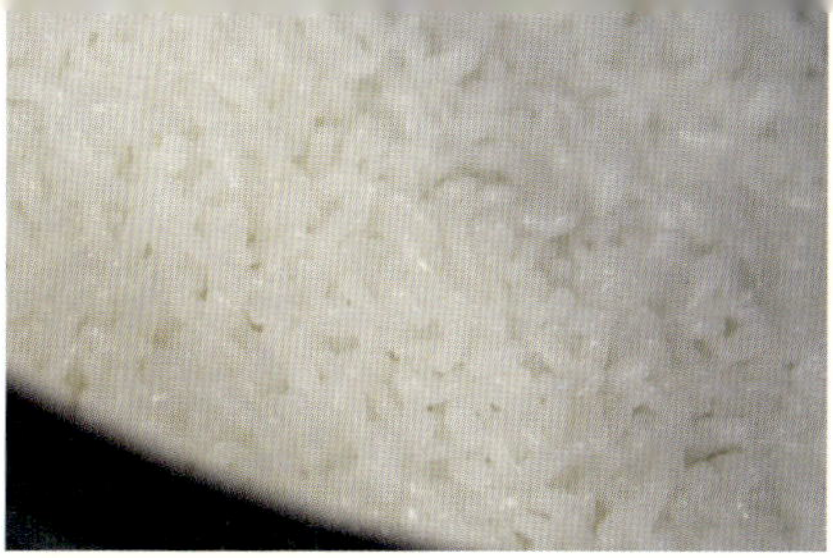

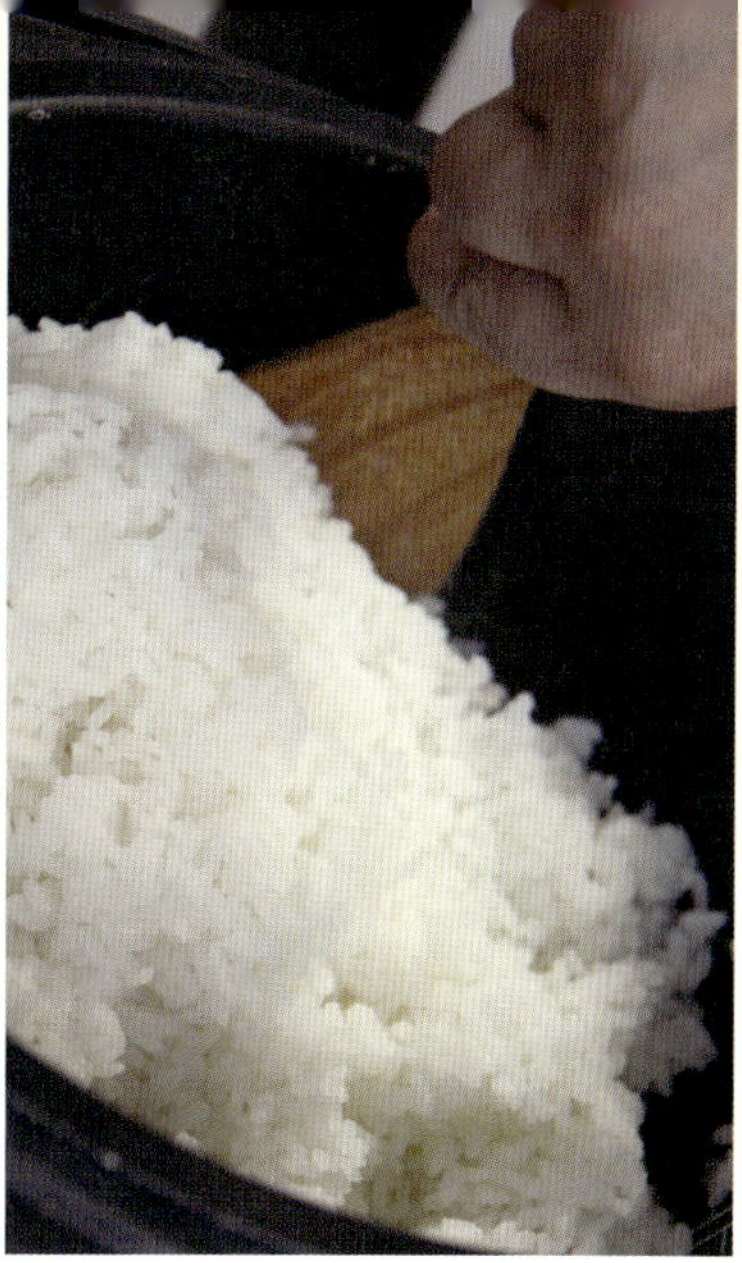

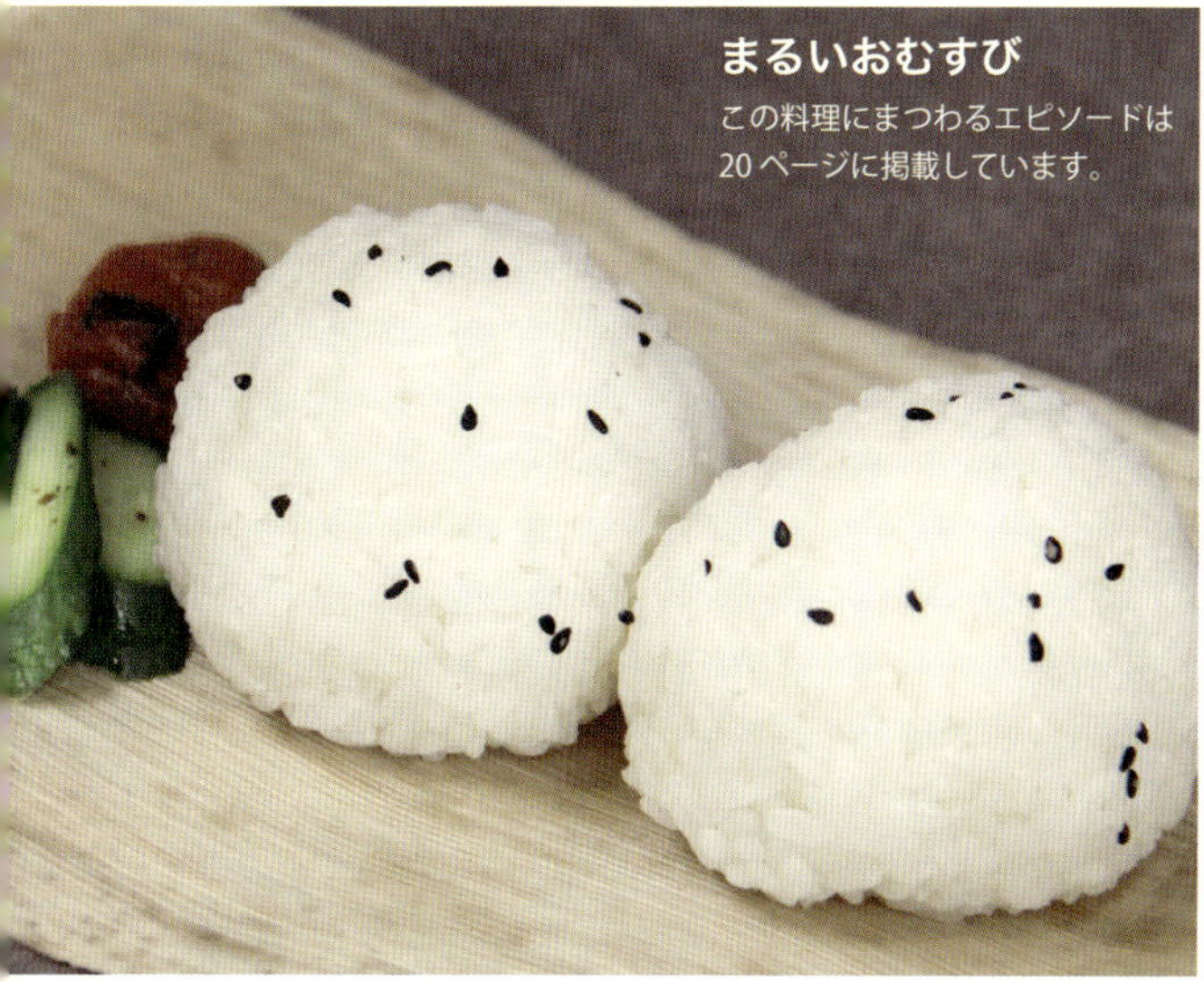

まるいおむすび

この料理にまつわるエピソードは
20ページに掲載しています。

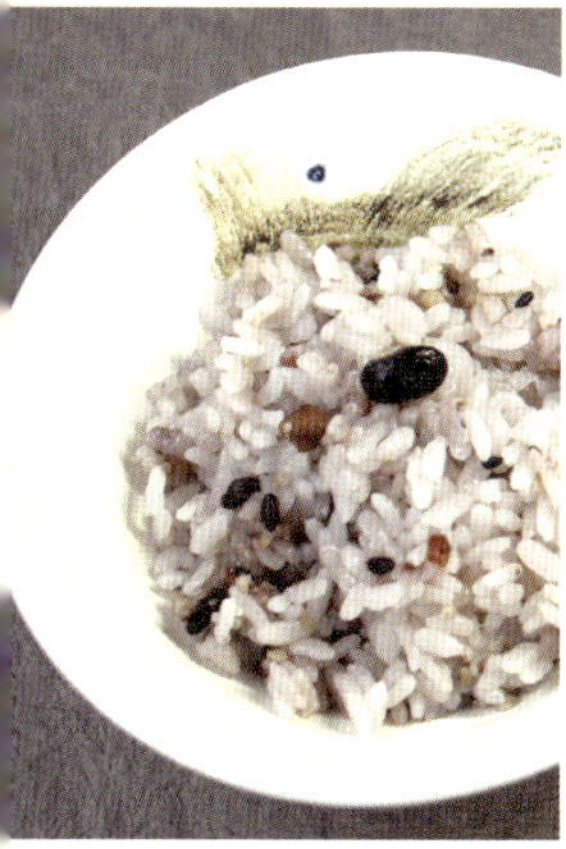

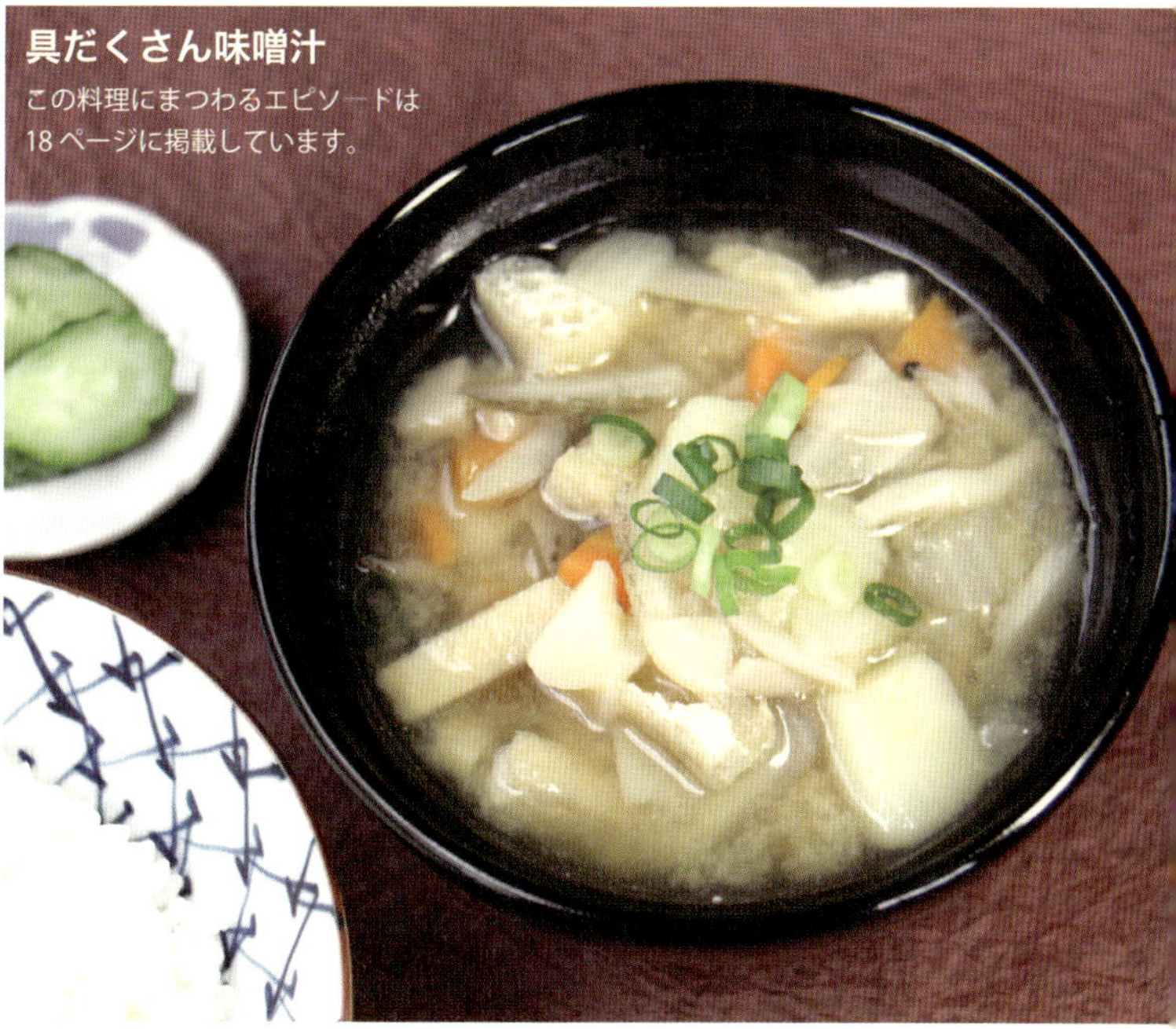

具だくさん味噌汁

この料理にまつわるエピソードは
18ページに掲載しています。

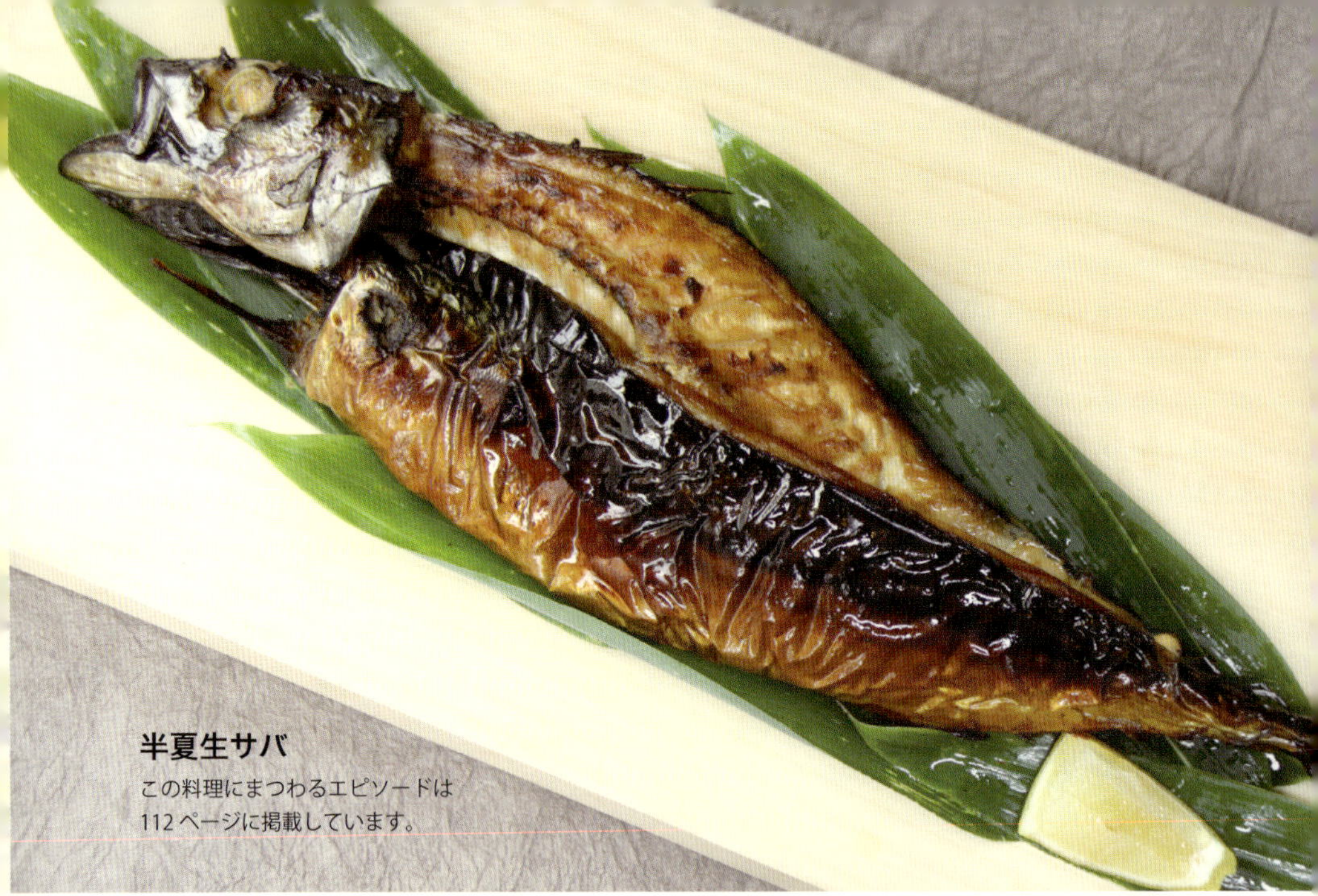

半夏生サバ

この料理にまつわるエピソードは
112ページに掲載しています。

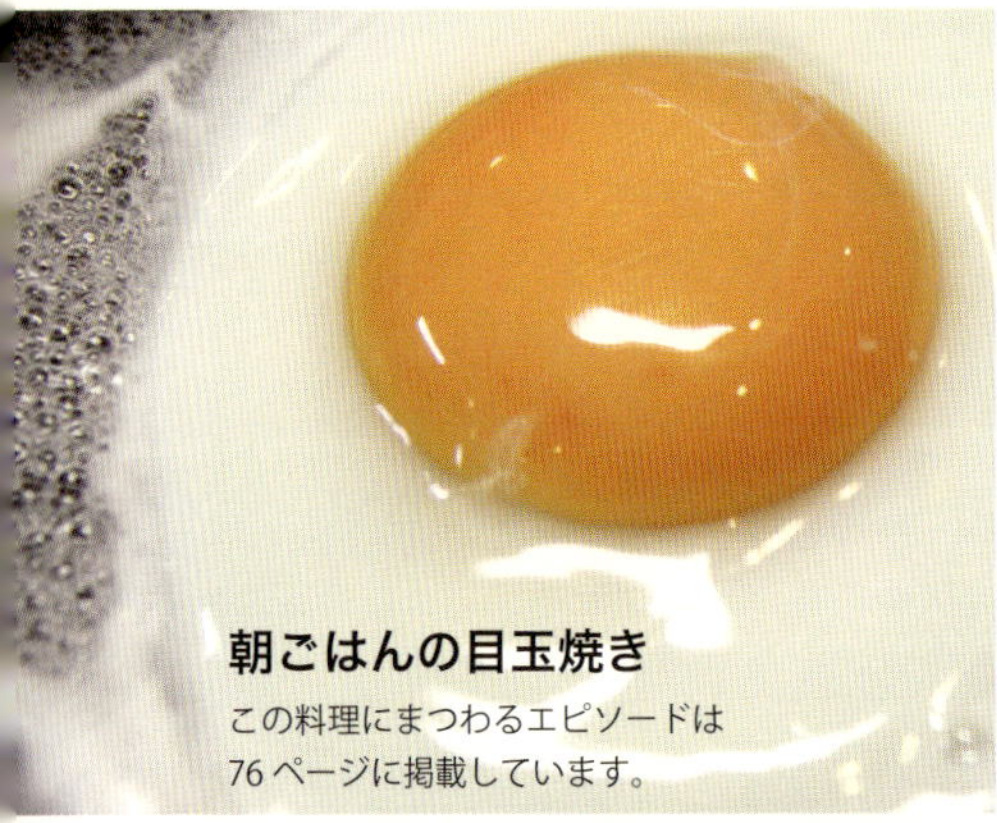

朝ごはんの目玉焼き

この料理にまつわるエピソードは
76ページに掲載しています。

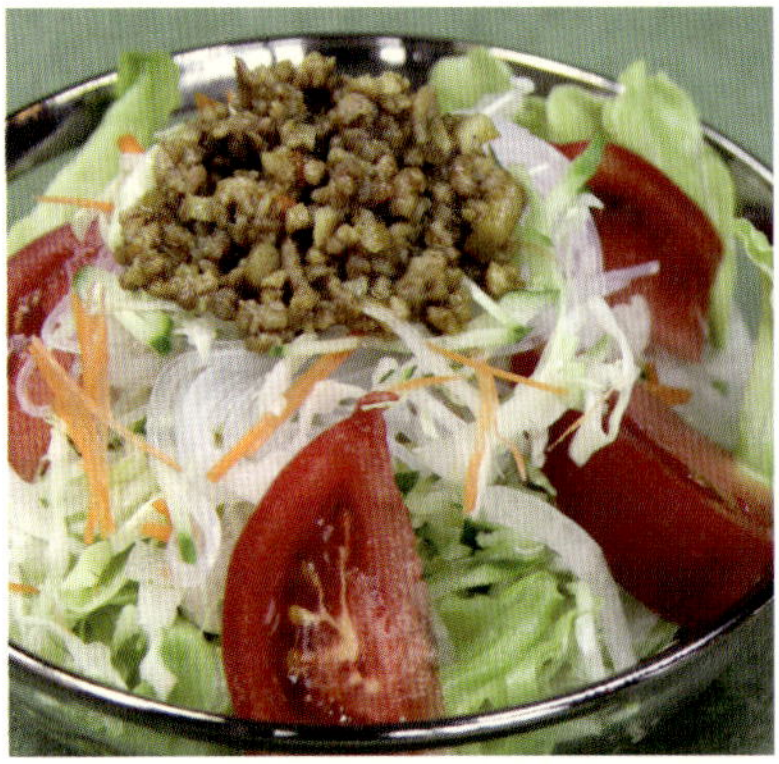

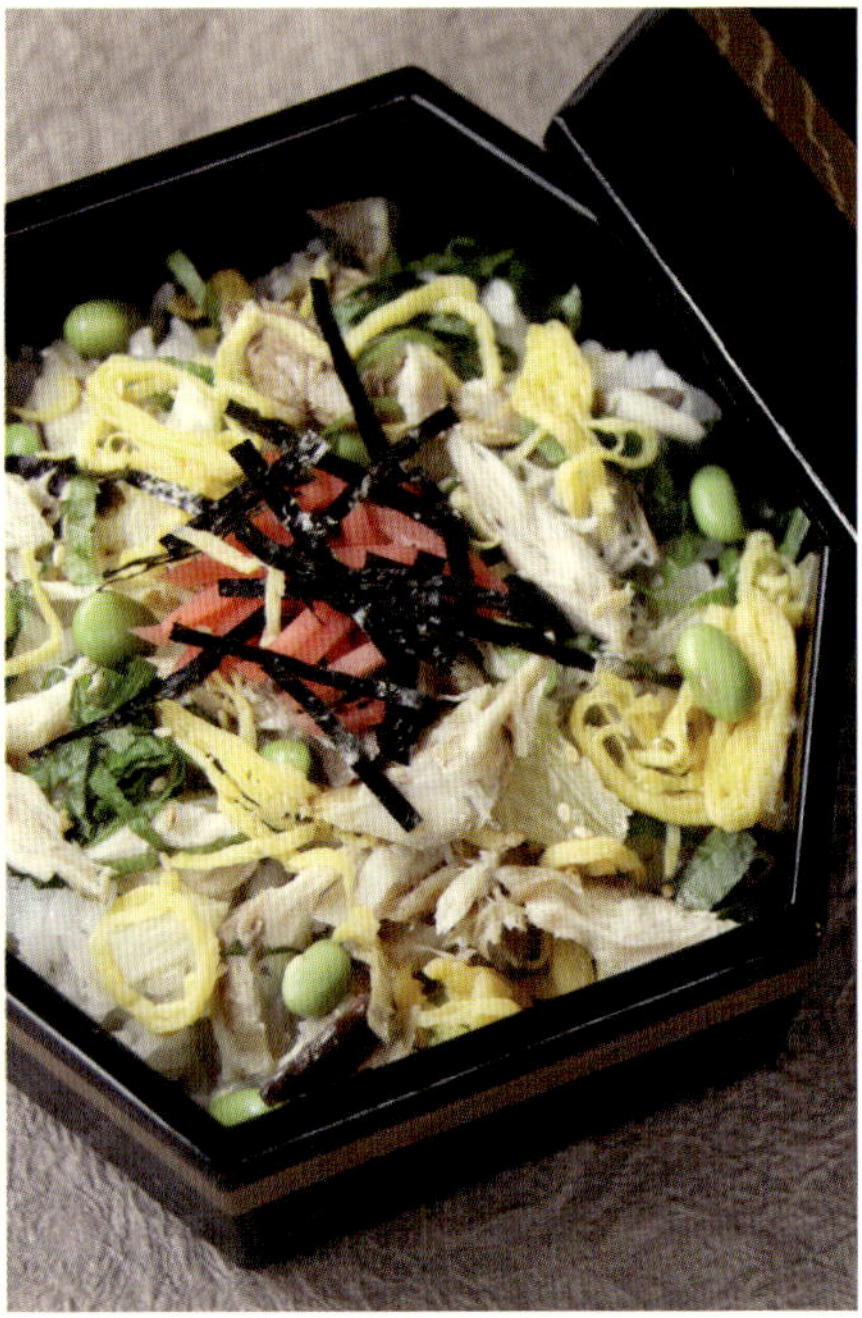

焼きサバの混ぜ寿司

この料理にまつわるエピソードは
112ページに掲載しています。

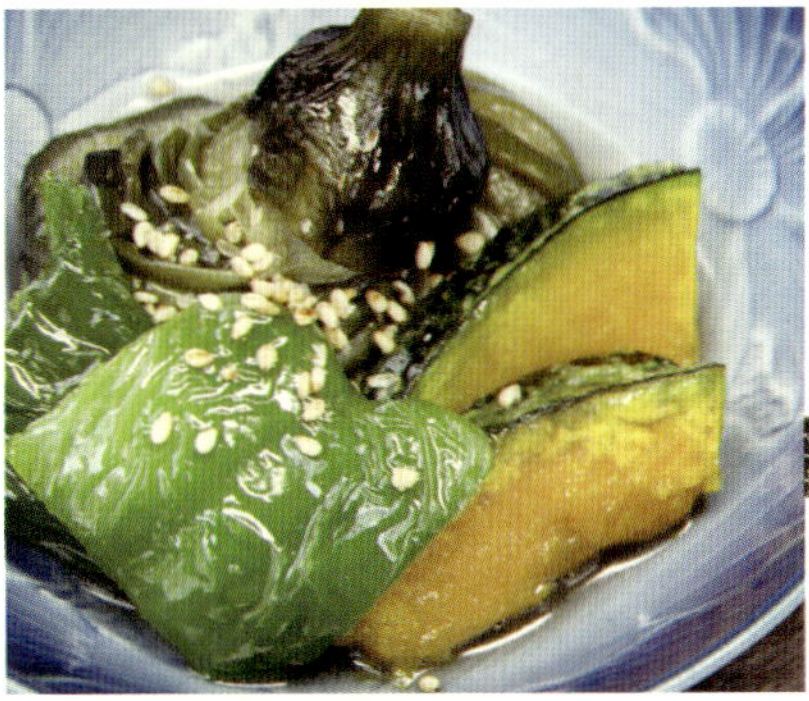

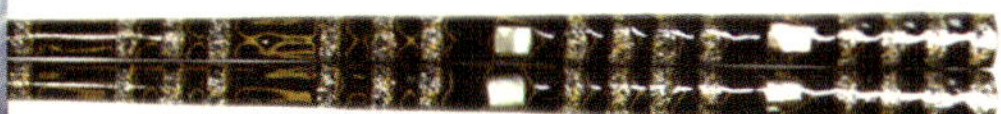

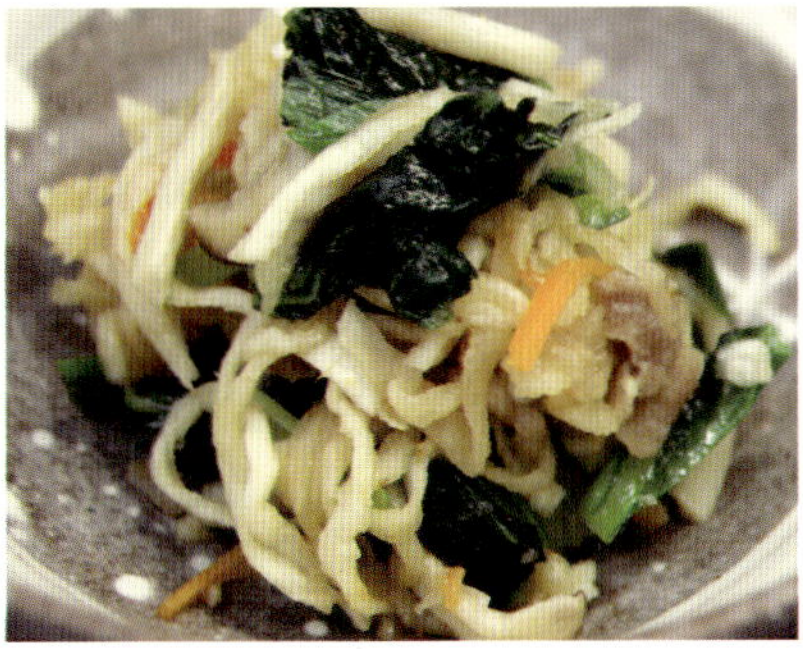

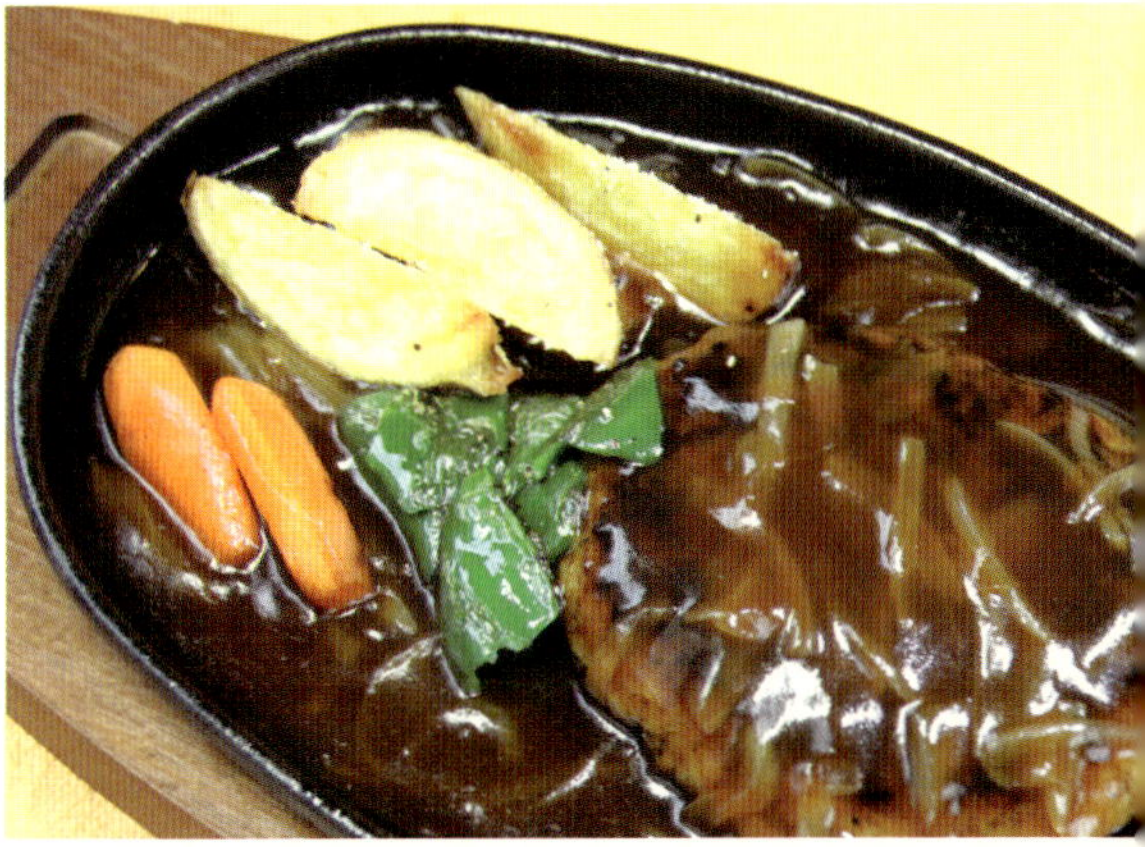

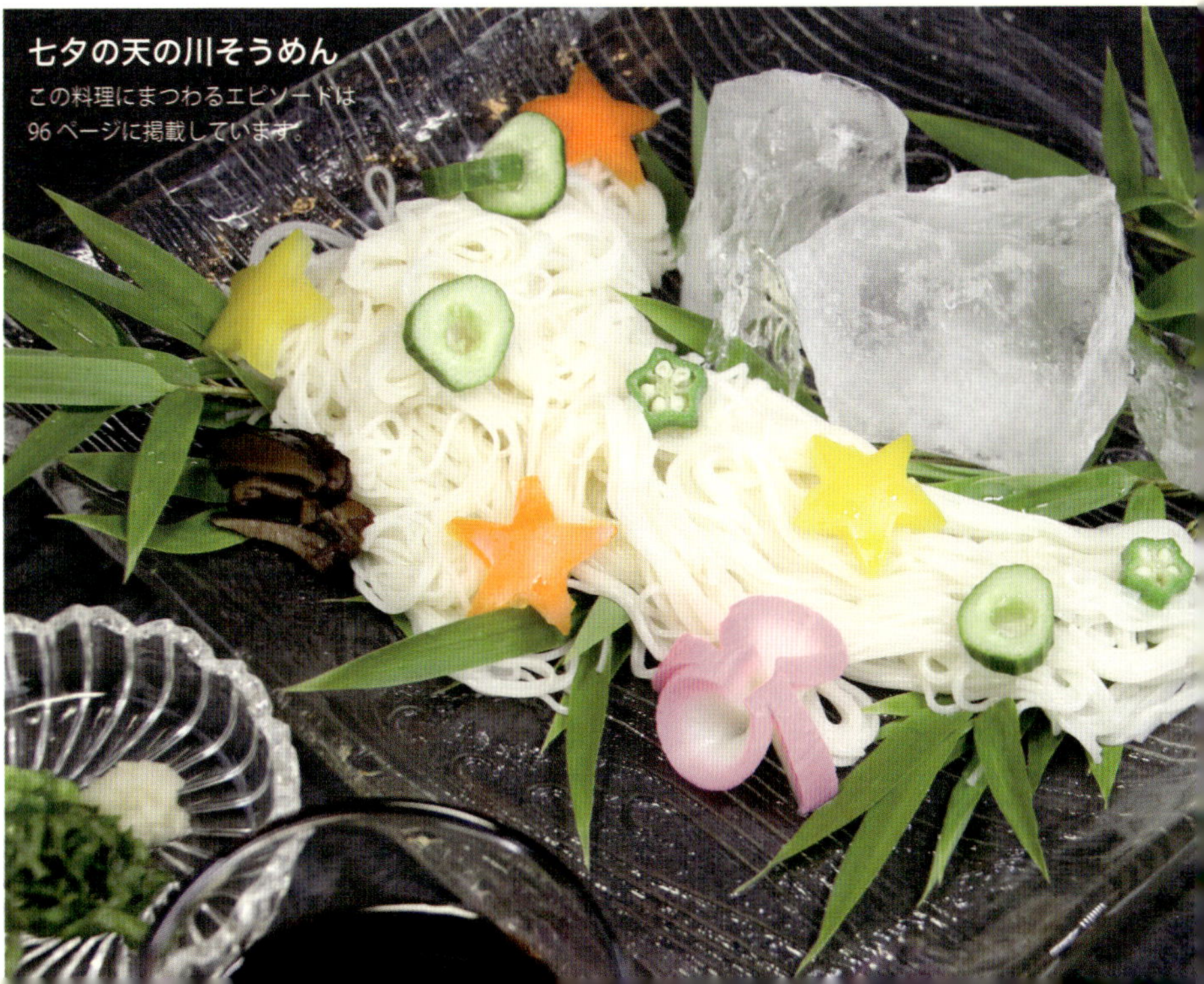

七夕の天の川そうめん

この料理にまつわるエピソードは
96ページに掲載しています。

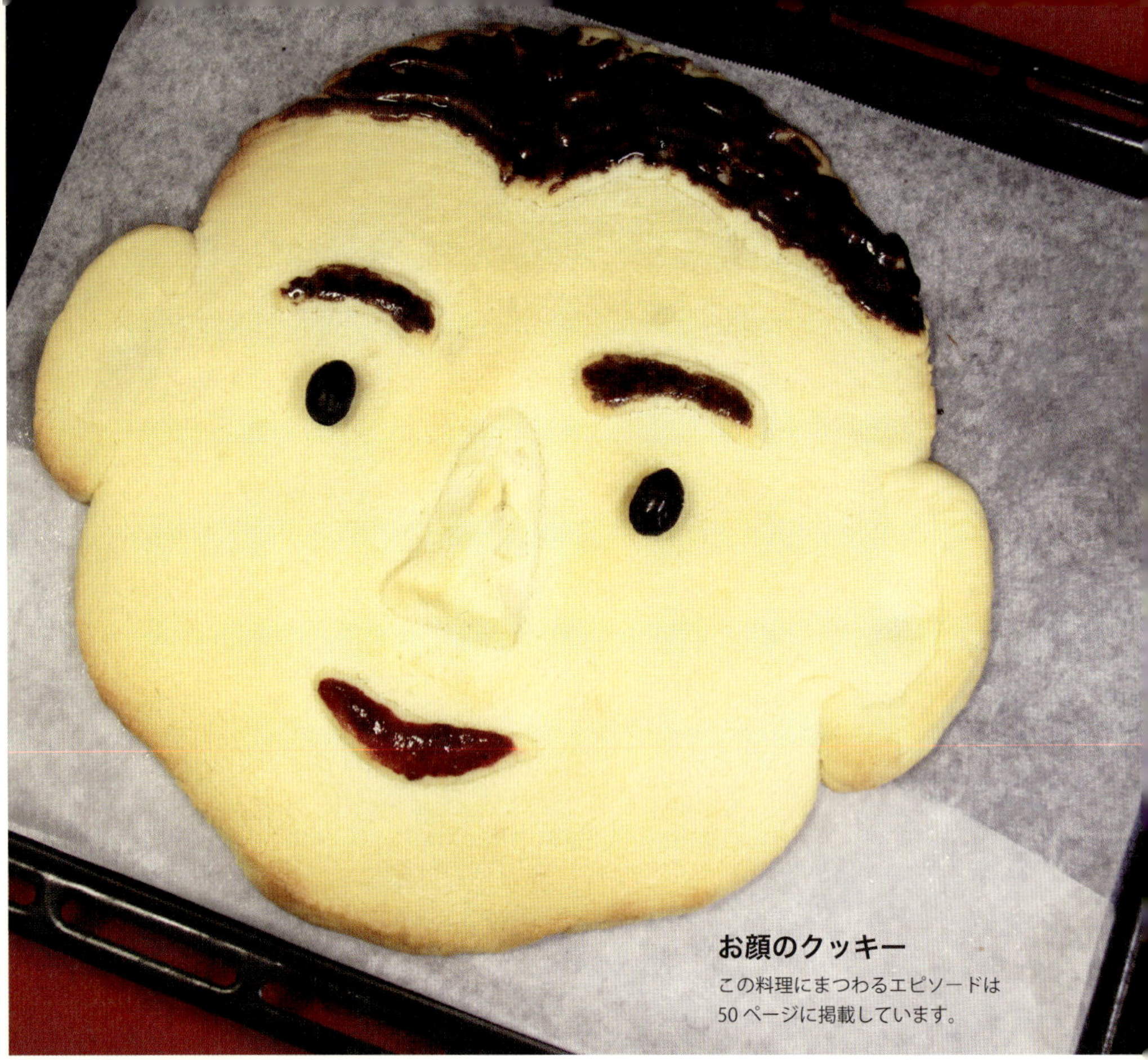

お顔のクッキー

この料理にまつわるエピソードは
50 ページに掲載しています。

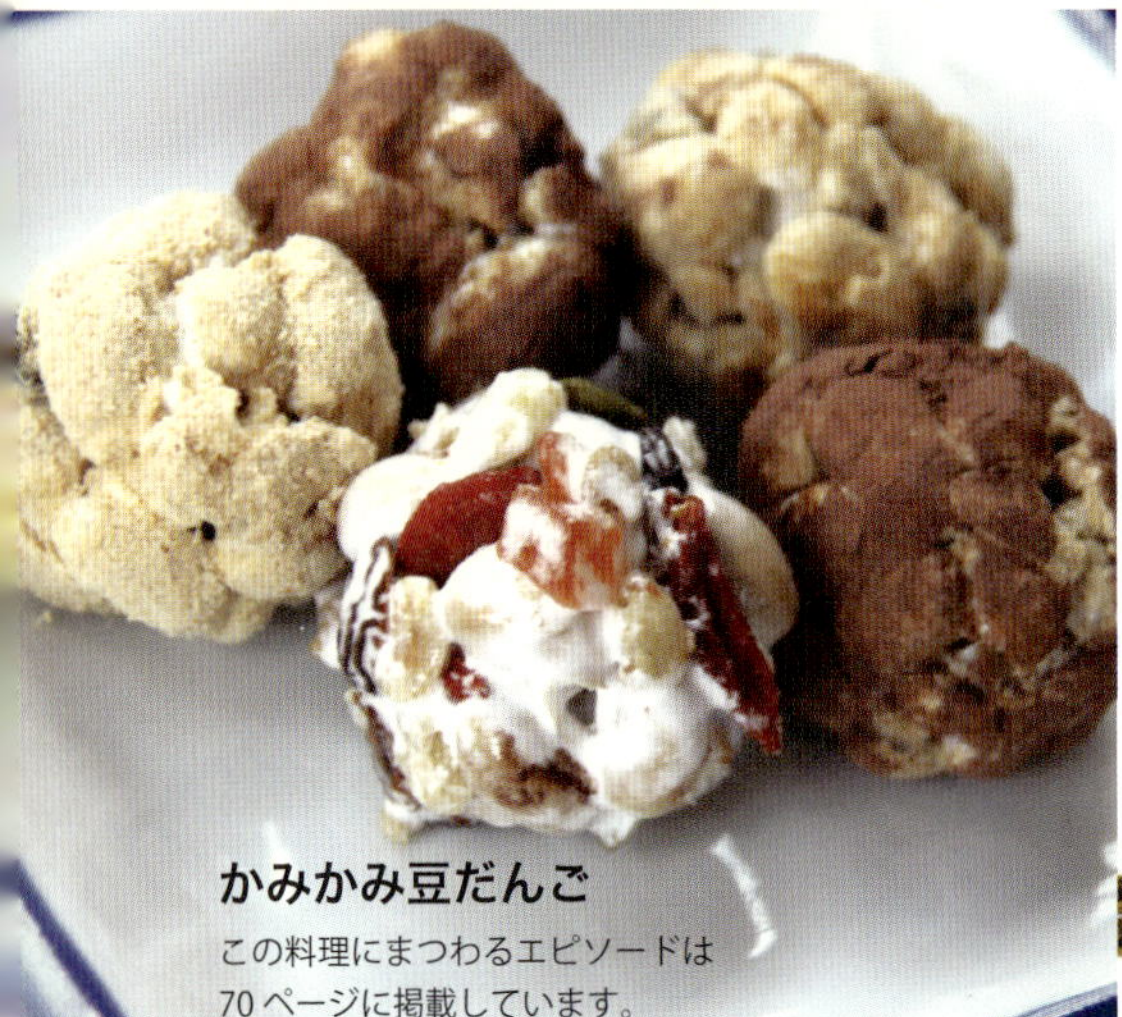

かみかみ豆だんご

この料理にまつわるエピソードは
70 ページに掲載しています。

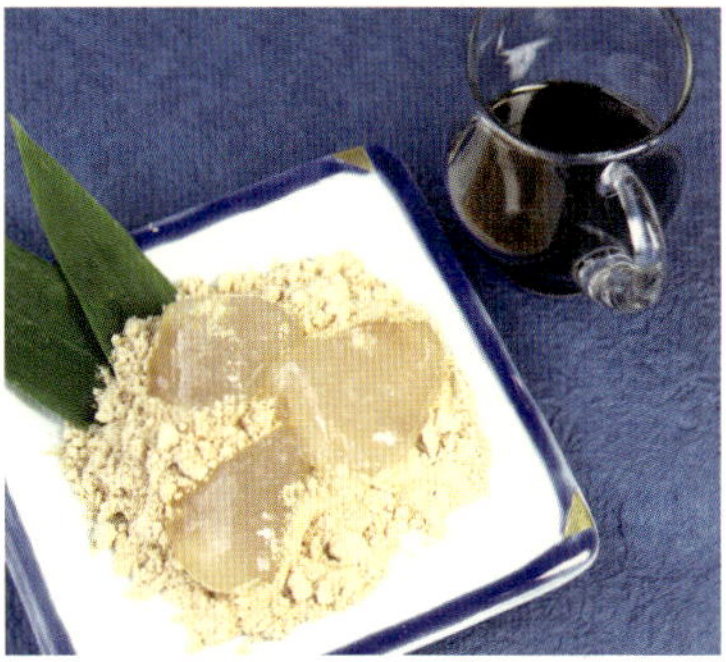

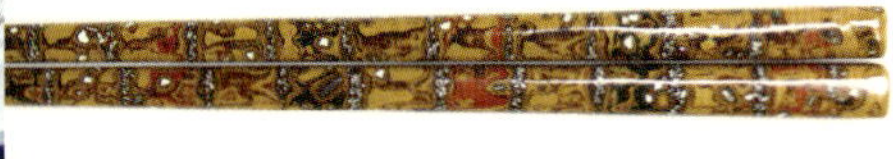

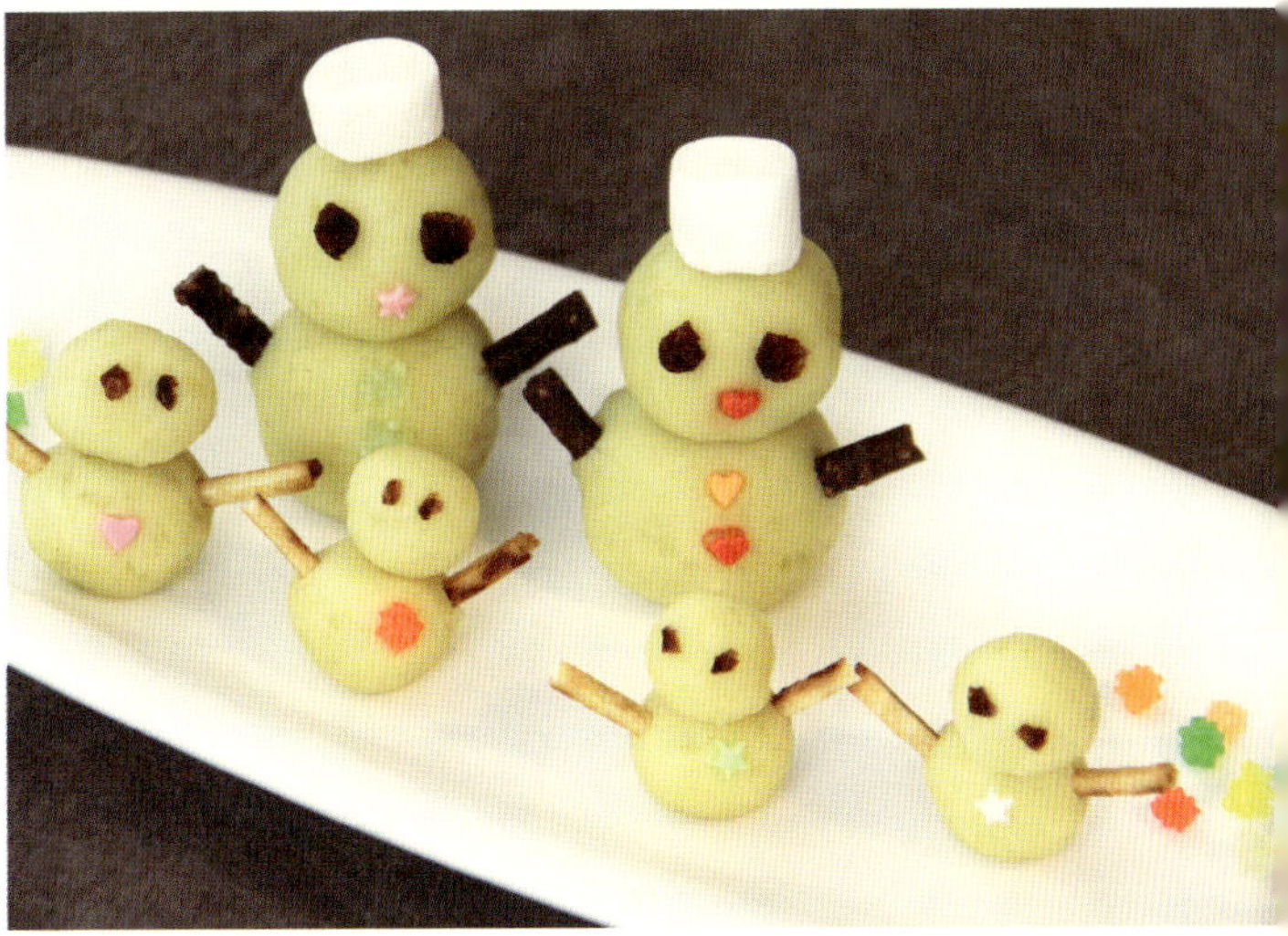

雪だるまのスイートポテト

この料理にまつわるエピソードは 80 ページに掲載しています。

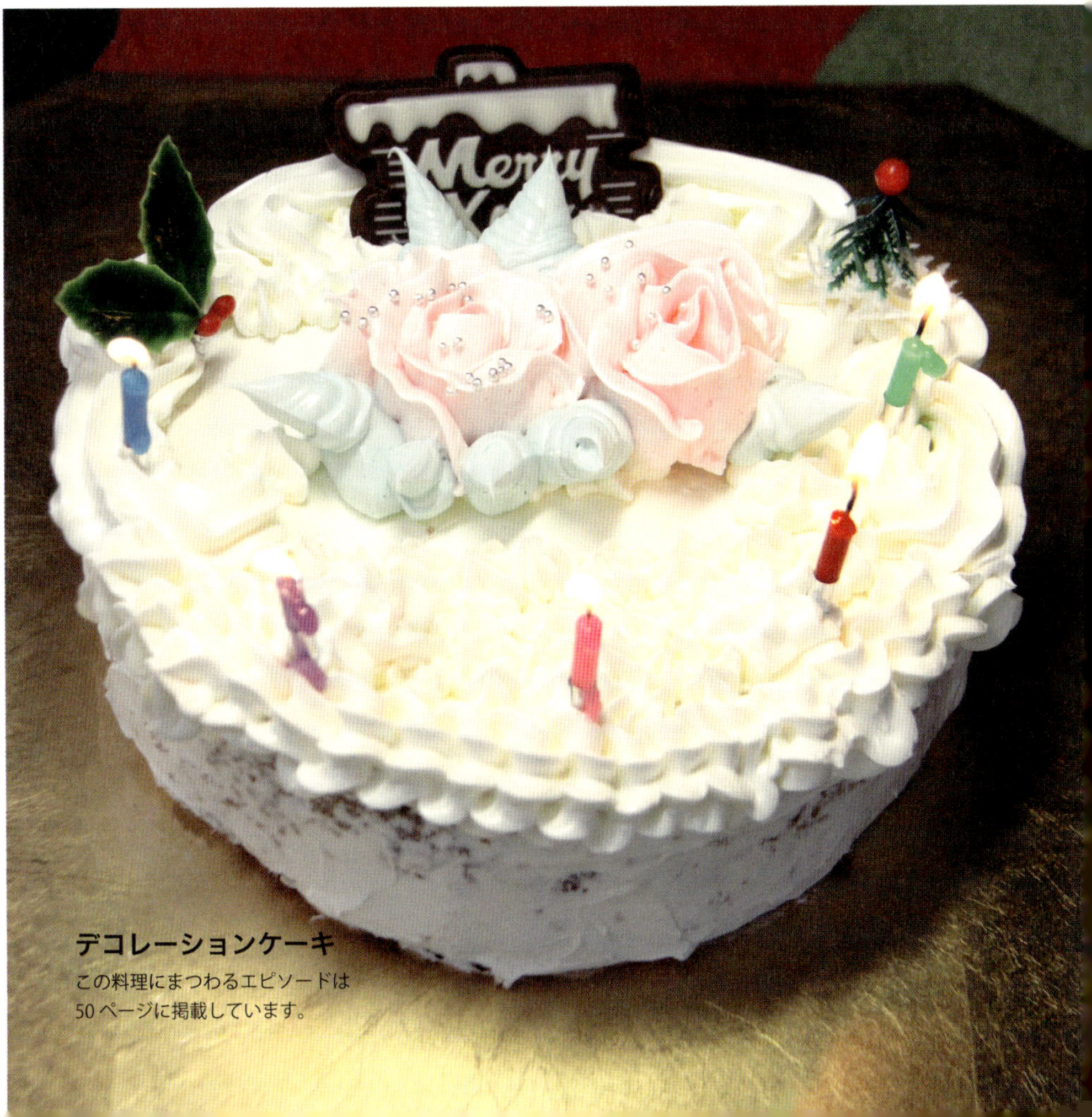

デコレーションケーキ

この料理にまつわるエピソードは 50 ページに掲載しています。

まえがき

食という観点で見ると、私が生まれてからの70余年は、本当に激変したのではないかと思います。

記憶をたどると当時の世のなかは、生きるために家族がひとつになって米や野菜をつくり、タンパク源を得るためにニワトリを育て、1個の卵を家族でありがたく、おいしくいただく生活でした。天候によって収穫量も大きく変化するため、食べもののありがたさを常に感じていたものです。

ＮＨＫの朝の連続ドラマ『とと姉ちゃん』では、今では考えられないような生活をしながら、登場人物たちの頑張る姿が描かれていますが、私の記憶とも、どこか結びついているような思いで見ております。

1964年、オリンピックが東京で開催され、世界中からいろいろな食べものが入り、電子レンジ、ハロゲンヒーター、ＩＨヒーターなど、調理器具も便利になりました。和風・洋風・中華風と、調味料や油の使い方なども変わり、低タンパク・低脂肪・低カロリーだった日本人の食事は、高タンパク・高脂肪・高カロリーへと変わりました。

インスタント食品やレトルト食品などもたくさん出回り、一日24時間、食べることには何の心配もない生活になったものの、その簡単で便利な食生活が生活習慣病やアレルギーを生み、更には、キレる子どもや鬱《うつ》の広がりなど、「心」の悩みにまでも現代の食生活が影響を及ぼしています。これらは戦後の日本の食生活の激変と、決して無関係ではないと感じております。

食文化とは代々受け継ぎ、伝えていかなければならない、知恵が詰まった大切なもの。日本には世界に誇れる食文化があったはずです。料理教室を開講して50年。失われつつある「日本人らしさ」を改めて考えてみたいという想いで文章を綴りました。皆さまのこれからの暮らしと人生を、明るく、楽しくしていただくことに、本書が少しでもお役に立てば、とてもうれしく思います。

浅田容子

もくじ

第2章 台所や食卓で学ぶことが人生を豊かにしてくれる

第3章　健康・伝統・食の知恵、日本って素晴らしい

もくじ

第1章　家庭料理のおいしさ、やさしさ、あたたかさ

台所は、家族がいちばんやすらげて力を得られる場所です

人間の成長というものを考えてみると、お乳を飲んで育った赤ちゃんに物心が付き、ある程度、自分の意思で動いたり遊んだりできるようになったときに、台所でお母さんが料理をする音を聞いたり、匂いを感じたりすることで、子どもは安心を得るものです。

また、小学生の子どもが学校の宿題を、子ども部屋ではなく台所の横の食卓でやるという話もよく聞きます。台所という空間は、ただ料理をつくるだけでなく、人間の発育や情緒を支えるうえでも大切な場所なのだなと思います。

子どもが成長して、高校受験や大学受験という時期を迎えると、お母さんは夜食をつくって頑張る我が子を応援されるのですが、できあがった夜食をお盆に載せて子どもの部屋まで運び、「食べてね」と差し出すのが一般的かもしれません。

でも、「夜食をつくってあげるから、キリのいいところで台所においでよ」と、お子さんを呼び出してあげるのもたまにはいいものです。夜食は何でもいいと

思います。おむすびを握ってあげるのもいいし、温かいうどんやラーメンに、野菜と卵を入れてあげるのもいいでしょう。台所で匂い、香り、空気を味わってアツアツをいただく……。ただそれだけで気分転換になるし、そのあとの勉強の効率も、きっと上がるはずです。台所でのわずかな時間が、受験生の頭と身体の緊張をほぐしてリラックスさせてくれるのです。

年をとって体力が衰えて、食事が満足にのどを通らなくなったお年寄りでも、「いちばんやすらげる場所は、家族が食事をする食卓と台所」だという方が多いのです。その気持ちはとてもよくわかります。家族の誰もがいちばんやすらげて、力を得られる場所。そんな台所や食卓であってほしいと思います。

つぶやきコラム

みんなが集まり　何かを飲んで　何かを食べる
こころ休めるところ　私は台所が大好き

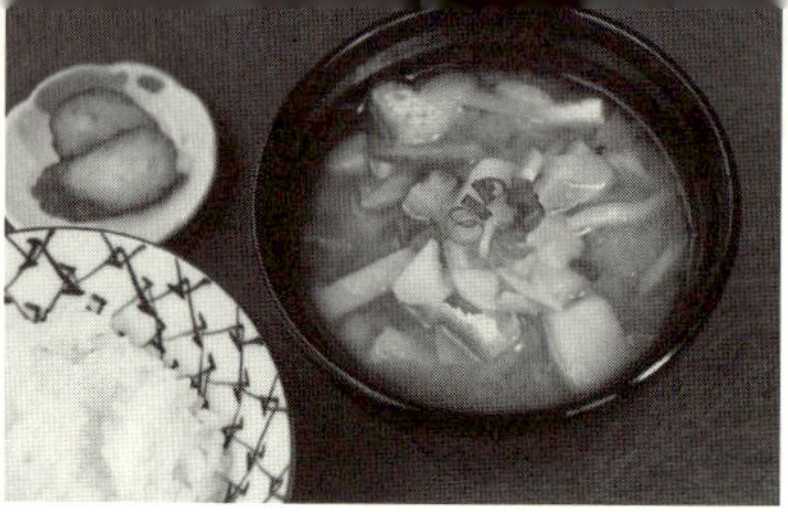

味噌汁の匂いこそ、日本の家庭のしあわせの匂い

家族の食を考えたとき、食卓に欠かすことができないのがごはんと味噌汁です。近頃、発酵食品が身体によいことを誰もが知るようになりました。その発酵食品の代表が味噌であり、日本の家庭料理の基本となるのはやはり味噌汁だと思っています。

味噌汁をつくるとき、パック詰めされた市販の味噌をスーパーで買って使われる方も多いのですが、ぜひ一度、手づくりの味噌でつくったものと食べ比べていただきたいです。糀《こうじ》をたくさん含んだ手づくりの味噌を使うことで、身体によい菌を豊富に摂ることができます。味や香りも豊かなので、手づくりのよさがハッキリわかっていただけると思います。

ご自宅で手づくりできればいちばんよいのですが、何人かのお友達で一緒につくるのもいいでしょう。ちょっと田舎の方に出かけたときには、自然製法の手づくり味噌を売っているお店、道の駅、ＪＡ（農協）の直売所などもあります。そういうところで買われた味噌を使うのもお勧めです。

味噌汁というと、ワカメやお豆腐などの具を2品ほどと、香味野菜のネギやミツバなどを入れて仕上げるのが一般的ですが、たとえば、「今日は忙しくてお料理する時間があまりない」というときなどは、冷蔵庫にある野菜を何でも入れた「具だくさん味噌汁」が、食卓のメインになってくれるほどの優等生料理です。

味噌汁をつくるうえで、味噌と同じぐらい大切なのが出汁《だし》です。「出汁をとるなんて、忙しくてできません！」という声をよく聞きますが、夜、水に昆布か出汁じゃこを浸けておくだけで、あとは寝ている間においしい出汁が完成します。鰹出汁《かつおだし》がいいという場合は、鰹節を電子レンジに入れて20～30秒加熱し、煮出し用のお茶パックに入れて揉めば、粉状の便利な鰹出汁パックがつくれます。

手づくり味噌と天然のお出汁でつくった味噌汁は、ご家族の健康と元気を支える、強い味方だといっても決して過言ではないと思います。

お味噌の深い香り、鰹節のほのかな匂い、ネギの爽やかな匂い、それらが相まって家中を満たす味噌汁の匂いこそ、日本の家庭のしあわせの匂いではないでしょうか。

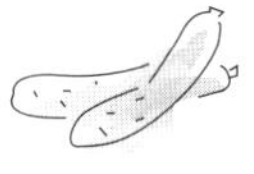

何にも代え難いお母さんのおむすびの味

米を主食とする日本人にとっておむすびは、ときにお母さんの味であり、ときに楽しいおやつでもあり、ときに郷愁を抱かせてくれる懐かしい食べものであったりもします。軽く塩を付けた手で握られた炊きたてのごはんには、お米と一緒にお母さんの愛情が握られていました。

地方や家庭によって形にも違いがあり、三角や俵型、ここ福井のあたりではまん丸く球のような形に握っていました。また、「おむすび」といったり「おにぎり」といったり、呼び方にも諸説あるようで、飯を握るから「おにぎり」や「にぎり飯」、米と米を結ぶから、あるいは手と手を結ぶから「おむすび」など。どれが正しくてどれが間違っているというものではなく、形にしても呼び方にしても、どれも親しみが込められたものであるように思います。

なかに入れる具も、梅干し、塩昆布、鰹節などいろいろあり、ちょっと贅沢なときには焼いた塩鮭や明太子が入ったり、海苔で巻いたり、とろろ昆布で包んだり……。ときにはきな粉を付けたり、醤油を付けて焼きおむすびにすることもありました。

私の記憶のなかでは、人が集まるところには必ずといっていいほど、おむすびがありました。昔は冠婚葬祭を自宅でやることが多く、結婚式のときにも、お葬式や法事のときにも、そして、お祭りや報恩講などの仏事や神事のときにも、必ず、まるいおむすびがたくさん並べられて、人々をもてなしました。

また、たんぼや畑の野良仕事などで、手間をかけた食事が準備できないときや、旅に出るときの携帯食としても、おむすびが重宝したのです。もちろん、子どもたちのお弁当や、受験生の夜食としても、おむすびは好まれてきました。

形や呼び方や具材などに違いはありますが、この素朴でシンプルな食べものは、人々の知恵と愛情のかたまりであり、味噌汁と並んで日本の家庭料理の原点であるようにも思います。

今では手で握ったものではなく、きれいに成型されたおむすびが商品として売られるようになりました。しかし、お母さんの愛情とぬくもりが込められたおむすびのおいしさは格別で、何にも代え難い尊さがあるのではないでしょうか。

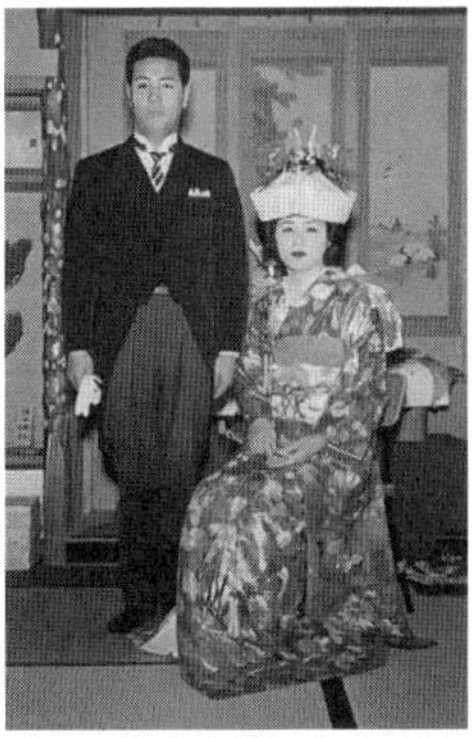

1965年　私の祝言の日もたくさんのおむすびが用意されました

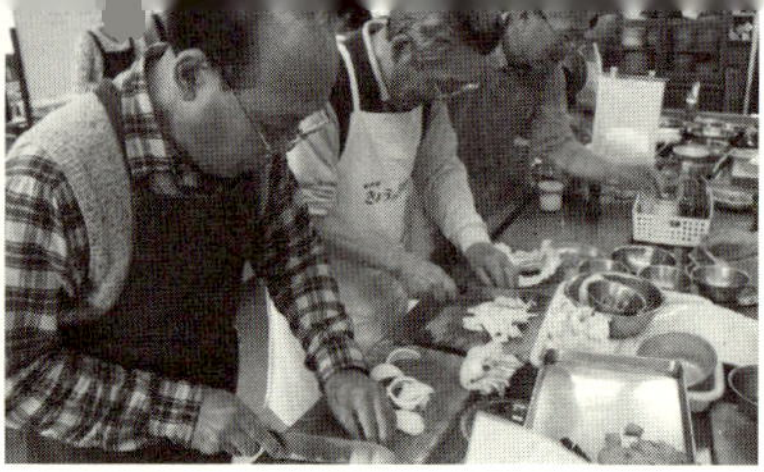

男性が台所に立つと、ご家族の空気までもがやさしくなる

料理教室には男性だけのクラスもありますし、また、一般のクラスでも大勢の男性が料理を習っておられます。皆さん、エプロンを着けて楽しそうにお料理をなさいます。

会社勤めのお父様たちは、夜、おうちに帰って夕飯の準備ができていないと、手持ち無沙汰で新聞を読まれることが多いようですが、新聞を読みながら、料理ができあがるのを待ちます。なかなかお呼びがかからないと、そのうち待ちきれなくなり、「まだか？」と聞いて、奥様から冷たい返事が返ってくる……と、聞いたことがあります。

ところが、ご自分が料理を習うようになって、たまに「今日はつくってみるよ」といえば、奥様やお子さんが「手伝いましょうか？」「足りない物があったら買ってくるよ」などと、とても協力的な雰囲気になるので、それがうれしいと喜んでおられます。また、奥様から「最近、お茶碗を洗うのが上手になりましたね。ありがたいわ」といわれ、そのひと言がとてもうれしかったと話してくださる方もおられます。

「現役で仕事をしていた頃は家で何もできなかったから、今は時間もできたので朝食は私が準備するんです。妻が起きて来なくてもそっと寝かせてあげて、準備ができたら『できたよ』と呼びに行くのが日常になりました」と話してくださった方は、料理をすることのよろこびや楽しみが湧いてきて、朝食だけでなく、スーパーにご自分で買い物に行き、夕飯をつくられることもしばしばだそうです。

先日、男性の生徒さんから電話があり、「この前習った料理の調味料が何だったのか、名前を教えてください」とのことでした。スーパーでお買い物の途中だったようです。その調味料というのが豆板醤《とうばんじゃん》や甜麺醤《てんめんじゃん》であったことを考えると、おうちでも頑張って本格的に腕を振るっておられるのだなと、とてもうれしく感じました。

それまで奥様に任せっきりだった男性が料理をはじめられると、ご本人はもちろん、周りの方たちの空気までやさしくなるのです。お料理を通して話題が増え、絆もますます深まり、ご家族の新しい未来が見えてくるといいなと思います。

「おいしいね」のひと言で、すべての苦労が報われる

地元で採れたものを地元で消費する『地産地消』に力を注ぎ、農産物の直売所が全国にも増えています。地元の農家で採れたものがたくさん売られているのですが、福井にも立派な直売所があります。収穫されたばかりの新鮮な野菜や果物はもちろん、お米や豆、乾物、新鮮な卵なども揃っています。

地元の産物を使って農家のお母さんたちがつくられた、お餅やおだんごやパンなどのほか、ちょっとしたおやつ、お惣菜なども売られており、なんとも懐かしい感じのする品物がたくさん並んでいます。いくつか買ってみると、どれも本当においしくて、スーパーやデパートで買うのとはまた違うおいしさです。

私が思わず、「あぁ、このぼた餅おいしいねぇ」というと、「それ、私がつくったんですよ」と、あるお母さんが名乗り出てくださいました。

お話しを伺ってみると、毎日は無理なので決まった曜日にだけ、手づくりのぼた餅を売っているのだそうです。ご高齢なのですが、あずきを煮て、お餅をついて、お母さんがすべてやっておられるのです。お餅をつくのは機械でやる

としても、大鍋であずきを煮るだけでも大変な力仕事です。つき上がったお餅をちぎって丸めて、重い鍋を運んで、あずきを潰した餡《あん》をお餅に絡めて……。

「お身体はつらくないですか」と尋ねてみると、「腰が痛いけど、やっぱりあの『おいしいね』って言葉が聞きたいばっかりにね、やめられないのよ」と、明るく笑いながら答えてくれました。

そうなんです！　食べた人たちの「おいしいね」のひと言で、腰の痛さも、肩の痛さも、すべてが報われて、また次に向けて頑張れるのです。料理をする力とはそういうものなのですね。お母さんのぼた餅のやさしい味と、いきいきとしたお元気な笑顔が忘れられません。

つぶやきコラム

あずきに含まれるビタミンB_1、B_2は
糖代謝や脂質代謝のために欠かせない成分です
あずきを上手にとり入れれば　糖質や脂質がエネルギーに代わり
太りにくい体質になるのです

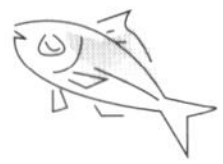

新鮮な魚を見つけたら、いろいろな料理に挑戦してみましょう

しあわせなことに、福井はきれいな海に恵まれた土地で、新鮮な魚が豊富に手に入ります。近海でもたくさんの魚が揚がったので、魚屋さんでは毎日のように木箱に入ったままの魚が並び、飛ぶように売れていたものです。今も「土曜日は魚を食べよう」という働きかけなどがあって、土曜の朝には水揚げされたままの魚がたくさん店頭に並びます。

スーパーでも、鮮魚コーナーで姿のまま売られているのは鮮度に自信があるからこそです。なかでも内臓を取り除いていないそのままの状態のものは、最も新鮮な証拠です。内臓も骨もある姿のままの魚を買って来て、料理に挑戦してみましょう。まずはお刺身をつくり、煮物、焼き物、和え物、酢の物をつくり、天ぷらやフライもできるし、骨に付いているわずかな身はすり流し汁にと……、1匹の魚が本当にいろいろな料理に使えるのです。処理するのが大変と思うならば、ぶつ切りで調理してもいいでしょう。3%程度の塩水できれいに洗えば生臭さは消えます。

たとえ、買って来たその日のうちに食べきれなくても、煮物にしておけば翌日の方が味が滲《し》みておいしくなるし、味噌を和えてぬたにしたり、オリーブオイルと酢でマリネにしておけば、翌日でも大丈夫。新鮮なものを切り分けて冷凍しておけば、１週間後でも食べられます。

冷蔵庫で保存するときには、身の部分の鮮度を落とさないために内臓を取り除いたり、二枚か三枚におろしておくことも大切です。少し時間をおいてから食べるものは、切り身にして下味を付けておくといいでしょう。

夕方になると、スーパーには調理された魚も並びますが、やはり新鮮な魚のおいしさというのは、食べてみれば誰もが感動するものです。お店で活きのいい魚を見つけたら、ぜひ旬の味を楽しんでください。経験がないからと、魚をさばくことを嫌がる方もおられますが、新鮮な魚のおいしさと満足感からは、命をいただくことへの感謝の気持ちが自然と湧いてくるものです。

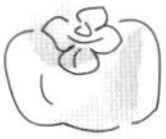

旬の料理をできたてのタイミングでいただくために

私はいつも、料理の段取りを生徒さんたちに細かくお話しするように務めています。家族の健康を考えて、タンパク質をこれだけに対して野菜はこれぐらい摂りたいというふうに一日の献立を考えます。旬の野菜をサラダだけで摂るのは難しく、炒めたり煮たりする必要がでてきます。炒め物は歯ごたえのあるシャキシャキとした食感に仕上げるのもいいし、煮物はじっくりコトコトと煮て味を滲み込ませるとおいしいですね。さらに、おひたしの一品もほしいし、味噌汁も並べたい……。そうなると、限られた熱源を上手に使うことで仕上がりの時間はずいぶんと違ってきます。台所の熱源はどのご家庭も、ガスにしてもＩＨにしても、だいたい２つはあるでしょう。それをどのように無駄なく使うか、順序をまず頭のなかに入れてしまいます。

料理教室では、２時間の授業のうちの最初の約30分は、旬の話や素材の栄養のことなどを皆さんにお話しします。授業の最後にはつくった料理を皆で一緒にいただきますので、やはり30分ほどは必要です。そうすると調理にかけられる時間は1時間弱になります。その時間で、煮物も、炒め物も、おひたしも、汁物も、余裕があれば食後のデザートまでつくります。もちろん、無言で黙々と調理するのではなく、皆さんと楽しくお話しをしながら進めます。

予定しているメニューを順番にひとつずつつくっていると、すべてができあがるまでにずいぶん時間がかかります。最終的に冷めてしまった料理を温め直して食卓に並べなければならず、それはとてももったいないことです。

その時季に食べ頃を迎えた旬の食材を、いちばんおいしく感じられる食感でいただくために、すべての料理が同じタイミングで仕上がるよう、調理作業に入る前に無駄のない段取りを考えておきたいのです。

そのほか、電子レンジ、オーブン、ホットプレートなども、熱源として上手に使いたいし、冷蔵庫や冷凍庫が保存目的だけでなく、調理のための器具として使えることもお話しするようにしています。

味を加えるときの「さ・し・す・せ・そ」

「煮物を上手につくれないんです」という方がいらっしゃいますが、煮物は素材に味をじっくり滲ませる必要があります。そのためにどうすればいいのかというコツは、昔の人たちが経験のなかから教えてくれています。

日本には古くから、調味料の「さ・し・す・せ・そ」というのがあって、「さ」は砂糖、「し」は塩、「す」は酢、「せ」は醤油、「そ」は味噌を意味します。どの調味料にも個性があり、たとえば、醤油は香りの調味料であるのと同時に、いちばん滲み込みやすい性質があります。そして逆に、砂糖には滲み込みにくい性質があります。

たとえば、カボチャを煮るときに、砂糖と塩と醤油を同時に入れて煮るとどうなるでしょう。最初に醤油が滲みて、次に塩、最後に砂糖がカボチャに滲み込みます。それを食べたときのことを想像してみてください。カボチャの表面は甘いけれど、なかの方は塩と醤油が滲みていますので、甘くないカボチャに仕上がるわけです。おいしいカボチャの煮物といえば、どちらかというと、なかの方がほっこり甘くて、表面にほどよい塩気と醤油の香りが付いている感じではないでしょうか。

カボチャをおいしく煮るためには、いちばん滲み込みにくい砂糖を最初に入れて5分程度煮込みます。そろそろ砂糖が奥まで滲みたかなと思う頃に、塩を入れましょう。塩には素材を引き締める性質がありますから、砂糖で煮て柔らかくなったカボチャが煮崩れしないように、塩で締めるのです。

同時に塩がカボチャにほどよい塩気を加えてくれますので、あとは香り付けの醤油を加えればバランスのいい風味に仕上がります。醤油や味噌などは香りの調味料ですので、順番でいうと最後です。

ちなみに、お酢には素材を柔らかくする性質がありますので、たとえば昆布や肉など、柔らかく煮るのに時間がかかるときに、「さ・し・す」の順番で3番目に酢を加えるとよいのです。

調味料には味や香りだけでなく、それぞれに性質があることも覚えておくと便利です。

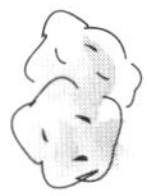

顔を合わせて会話しながらする買い物の楽しさ

以前は、肉屋さん、魚屋さん、八百屋さんという具合に、それぞれの店で買い物をしていましたが、今はスーパーでまとめて買えるようになりました。そんななか、最近、地元のＪＡ（農協）さんが、規格外になった農作物や、流通の規定量に満たない農作物などを集めて直売するお店があります。そこでは、生産農家の方と直接会話ができるようなチャンスもあり、とても楽しく買い物ができます。たとえば､円を描くように曲がったキュウリなどは、スーパーにこそ出荷できないけれど味には問題がないし、畑から届いたばかりなので旬を味わえるし、とても新鮮なのです。

新鮮なダイコンを干したものまで売っていたりもします。生産者の名前も書いてあって安心感がありますし、何度か行くうちに「この前買った農家さんの野菜がおいしかったからまた買おう！」といった楽しみもあり、野菜に対する愛着も生まれます。生産者や販売者の顔がわかり、話しをしながらできる買い物というのは楽しいものですね。

旬のコラム

春　太陽に向かって上に伸びる芽をいただきましょう。身体に溜った脂肪や古くなった細胞を新しく入れ替えるには、苦味や香りのある春野菜の芽が役立ちます。菜の花、タケノコ、ゼンマイ、アスパラ、わらび、ふきのとう、ブロッコリー、木の芽など、春の野菜です。

梅雨　春から夏へと季節が移ろうとき。体調を崩しやすく、食中毒も心配な時季。梅干し、梅酒、梅シロップ、らっきょうの酢漬けにショウガの甘酢漬けなど、代謝を促し抗菌力も高めてくれます。この時季につくって年中使いましょう。

夏　暑いこの季節を乗り切るために。体力をつけて、紫外線に負けない丈夫な皮膚をつくりましょう。旬の野菜は太陽の光をいっぱい浴びるため、木の枝にぶらぶらと実をつけ、色も濃くなります。水分、ビタミン、ミネラルも豊富な夏の野菜たちです。

秋から冬　地球の中心へと根を伸ばす根菜をいただきましょう。太陽の下で養分をしっかりつくり、土のなかでどんどん貯えます。ゴボウ、ニンジン、レンコン、ダイコン、イモなど。身体を芯からあたためて、栄養のバランスを整えてくれる。秋から冬にかけての旬の野菜です。

一度の調理にいくつもの鍋は必要でしょうか？

八宝菜など、いろいろな素材を炒め合わせる場合、「お肉とエビを最初に炒めて、取り出したらそのまま野菜も炒めましょう」とお話しするのですが、一度使った鍋を洗わず使うことに抵抗があるのか、丁寧に洗ったり、別の鍋を使う方も少なくありません。また、グループで調理をしているときに、ひたすら洗いものをする人もいます。そんなときに、「お料理は普通ひとりでするものですよ。鍋をいくつも使ったら洗いものが増えるのだから、上手に使い回しましょう」とアドバイスします。

教室のシンクは大きいので、鍋やボウルが積み上げられてもあまり気になりませんが、ご自宅のシンクはコンパクトなのですぐに洗いものが溜ってしまいます。洗いものが増えると、それだけで台所に立つことや料理をすることが億劫《おっくう》になってしまうものです。できるだけ無駄を省き、少ない鍋で使い回せるよう、調理の段取りを考える習慣をつけていただきたいのです。

ただ、煮物用の鍋だけは、本体と蓋とがきちんと噛み合うしっかりした厚手のものがほしいですね。素材を煮るときになかが真空状態になり、熱のまわりがよいのです。あとは気兼ねなく使える行平鍋《ゆきひらなべ》とか、フライパンが大小2種類ずつあればじゅうぶんです。使いやすく軽い鍋をどんどん使って、最後は「今までどうもありがとう。お疲れ様でした！」と買い替えればいいでしょう。

お湯をサッと沸かしたいときや、キャベツをシャキッと茹でたいときに、煮物用の厚手の鍋を使うと逆に時間がかかってしまいます。「立派な重いお鍋ばかり使っていたら、腱鞘炎《けんしょうえん》になっちゃうわね」と、ときには冗談も交えてお話ししています。

つぶやきコラム

ごはんとは　本来の味を発揮するだけでなく
おいしくなったり　楽しくなったり
食べた人の心のなかや空気の流れまで　変えてしまうのか

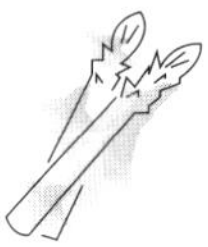

台所でした喧嘩はきっと尾を引かないと思います

料理教室にカップルで通っている生徒さんがおられます。「2人で習うのは偉いね」と私がいうと、女性が「仕事で私が残業になることも、彼が残業になることもあるんです。早く帰った方が台所に立てば夕飯もつくれるので、一緒に習おうと思いました」と、説明してくれました。微笑ましくてうれしい気持ちになり、思わず「頑張ろうね！」といいました。

そのおふたりは料理をしながら自分の思いをぶつけ合い、喧嘩もするなど一生懸命でした。でも、若いおふたりが、喧嘩しながら一緒に料理する姿というのは、なんとも微笑ましいのです。

そのおふたりに限らず、台所に立って一緒に料理をするときというのは、ほかのどんなときよりも、不思議と素顔が出てくるようです。大切な人と、一緒に食事をするのはもちろんですが、一緒に料理をすると、お互いの心が素直になり、その人との繋がりがより強固なものになるのかもしれません。

どんなに偉くて気難しい人も、緊張をほぐすには料理をするのが適しています。料理をしているときは、なぜかお腹の底から思っていることを素直にいえるし、ストレスの解消にもつながります。家庭の台所は主婦のためだけの場所ではなく、家族全員が立てる場所。家族の誰もが最もくつろげて、いちばん素直になれる場所であるべきです。

幼い頃、台所に立っているお母さんには何でも話せる雰囲気があったことを、心の奥に記憶している人も多いと思います。

台所でした喧嘩は、きっと尾を引かないでしょう。たとえぶつかって争っても、そのあと一緒に食卓に着いて同じものを食べていると、いつの間にか仲直りができてしまうのです。不思議な台所マジックかもしれませんね。

つぶやきコラム

台所　家のなかでいちばんホッとするところ
なんにもなくても　ホッとするところ
気持ちが楽になって　落ち着くところ

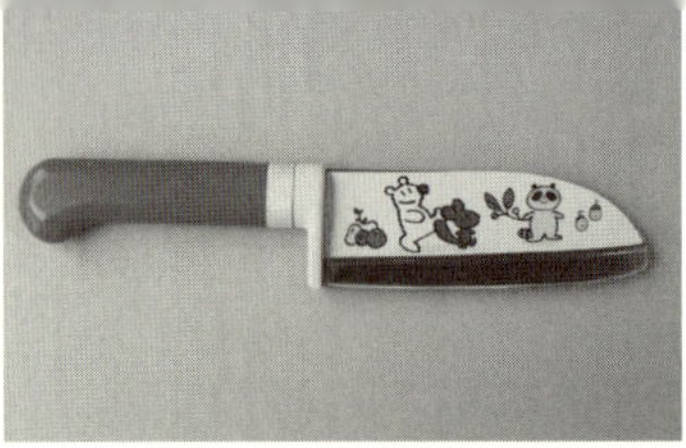

子ども用包丁

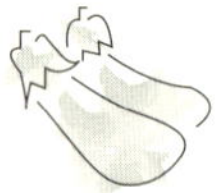

切れ味のいい包丁が、料理を楽しくしてくれます

はじめて来られた生徒さんから、「家で使うのはどんな包丁を買えばいいですか」という質問をよくいただきます。「はじめて買うのであれば、表面をステンレスで覆ってある、錆びない鋼《はがね》の牛刀《ぎゅうとう》がいいでしょう」と答えます。牛刀だけでも用は足りますが、２本目は出刃《でば》包丁をお勧めします。

ペティーナイフのような小ぶりの包丁を最初に選ぶ人もおられるのですが、牛刀が1本あれば、魚以外は、肉も野菜も果物も、なんでも切れるので、まずはこの1本が大事なのです。魚もさばけるように頑張りますという場合には、出刃包丁があれば便利です。

ステンレス製の安価な包丁は、最初は切れ味がいいのですが、研ぎながら長く使うことを前提に考えると、やはり鋼の包丁がいいでしょう。包丁が切れないと、料理するのがだんだん面倒になってしまいます。大切に研ぎながら、長く付き合えるご自分の包丁を持つことをお勧めします。最近は手軽に研げる包丁研ぎ器も売られています。

よく切れる包丁は危ないと考える方もおられますが、本来、包丁は使い方を誤ると危ないのです。子どもが包丁を手にするときにも、切れ味の悪い包丁やオモチャの包丁を持たせるのではなく、間違った使い方をしたら大ケガをすることをしっかり教えたうえで、切れ味のいい本物の包丁と一緒に、緊張感を持たせてあげることが大切です。

ただし、子どもの小さな手に大きな包丁を持たせると事故を招きます。子どもが「料理をしてみたい」「お母さんのお手伝いをしたい」と思ったときが料理への一歩を踏み出すチャンスです。手の大きさに合った包丁を買って正しい使い方を教えてあげましょう。３歳児から使える安全ストッパーの付いた包丁もあります。

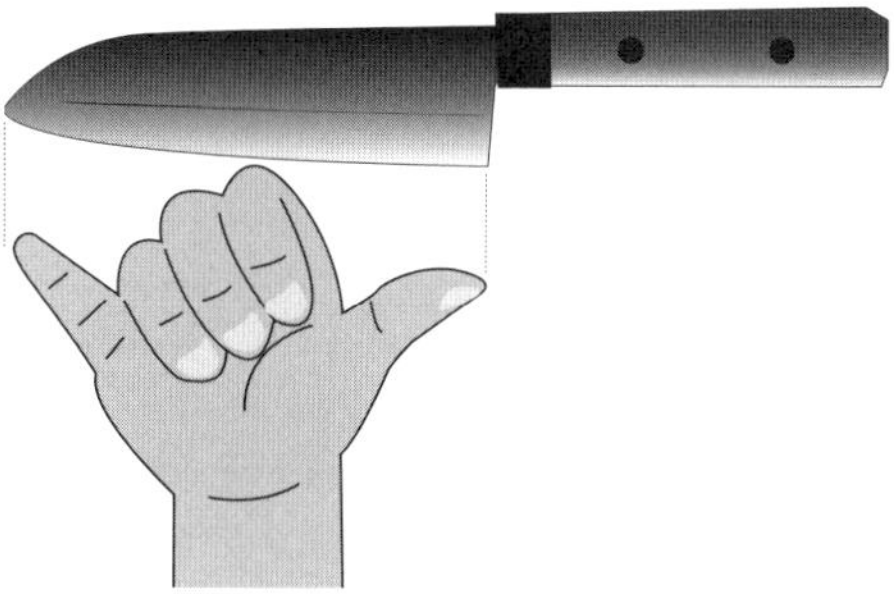

目安として、手の親指と小指を外に開いた幅が、その人に合った包丁の刃の長さです。

心のこもったおむすびで、イジメを減らせる気がします

毎年のように、イジメによる悲劇がテレビのニュースや新聞紙上で報じられています。最近は子どものイジメだけでなく、職場などでの大人のイジメというのもあるそうです。

私の持論ですが、お腹が空いたときに、何か食べるものをつくってくれる人がそばにいたなら、もしくは、お腹を満たすものがあったなら、イジメは起こらないのではないかと思います。家族なり、身近な誰かが、おむすびを握ってあげるだけで、イジメは事前に食い止められるような気がしてなりません。

現に、何かしら罪を犯した人の更正を支援するためには、まず何よりも空腹を満たしてあげる必要があるという話を聞いたことがあります。空腹を満たしてあげることで、荒《すさ》んだ心もいくぶん和らぎ、自らの犯した罪を素直に反省する落ち着きが生まれるというのは、とても納得のいく話です。

たとえば、お腹の空いた子どもに百円玉をいくつか渡して、「好きなものを買って食べなさい」という、あの気持ちがいけなかったのかもしれません。甘

いジュースやスナック菓子だけでは、体も脳も、そして心も満たされません。家族の愛情やぬくもり、身近な誰かを大切に思うやさしい気持ちというのは、おカネで買うことはできないものです。

「ごはんがあるからおむすびを握ってあげよう。なかに入れるのは何がいい？」と、何の飾りもないシンプルなおむすびを食べてもらうだけで、その子の空腹が満たされるのと同時に、寂しい心や苦しい心も、少しは満たされるような気がします。もちろん、イジメや犯罪の原因が、決して単純なものではないことはわかっているのですけどね。

おむすびは、誰にでもつくれるものですが、心を込めて握ることが大切です。それを口にした人は、空いたお腹を満たすだけでなく、空しい心も満たしてくれるのです。

つぶやきコラム

米を白くすると粕《かす》という字になり　米を健康にすると糠《ぬか》という字になる
精白すると失われてしまう糠や胚芽にこそ　大切なものが詰まってる！

玄関を開けると迎えてくれたのは夕飯の料理の匂いでした

私が結婚する前に会社勤めをしていた頃、夕方、仕事が終わってお腹を空かせて家路につくと、家々の窓から夕飯の準備をするいい匂いが風に乗って漂ってきたものです。

「これは何の魚を煮る匂いかしら?」「あ、これはジャガイモを煮ている匂いだ!」と、頭のなかで自由にイメージを膨らませながら歩きました。

ますますお腹が空いて、やっと我が家が近付いてきたときに、大好きな料理の匂いがすると、「どの家からの匂いだろう」と、少し期待して玄関を開けるのです。その匂いが我が家の台所からだったことがわかった瞬間の幸福感!本当になんともいえないしあわせなひとときです。

魚を焼く匂い、味噌を出汁に溶く匂い、ネギの匂いなど……。自分の家ではなく、それがよその家の台所からの匂いであっても、不思議と想像力が掻き立てられて、ひとりでイメージを膨らませて楽しんでいたことをよく覚えています。

また、料理をするときの匂いというのは、心をときめかせてくれるのと同時に、精神状態をおだやかに落ち着かせてくれる力があるように思います。

そういえば、最近はでき合いのお惣菜を買って食べるお宅が多くなったからか、外を歩いていても台所から料理の匂いがあまり感じられなくなりました。それは少し寂しい気もします。

ところで、福井では漬け物の沢庵《たくあん》を煮るというお惣菜があります。ちょっと酸っぱくなったような古漬けの沢庵を塩抜きして、お出汁で煮付けるのですが、じつはそのときにすごい匂いがするのです。「ご近所さんに迷惑かしら」と、ためらうほどの強い匂いなのですが、昔はどこの家でもつくりましたので、その匂いが風に乗って流れてくると、「あぁ、このお宅の今日の夕飯には沢庵の煮たのが並ぶんだわ……」と、誰もがイメージを膨らませたものです。

料理をするときのいい匂いが、いかに私たちの食欲をそそるのかということを、改めて実感させてくれる、ちょっと懐かしい思い出です。

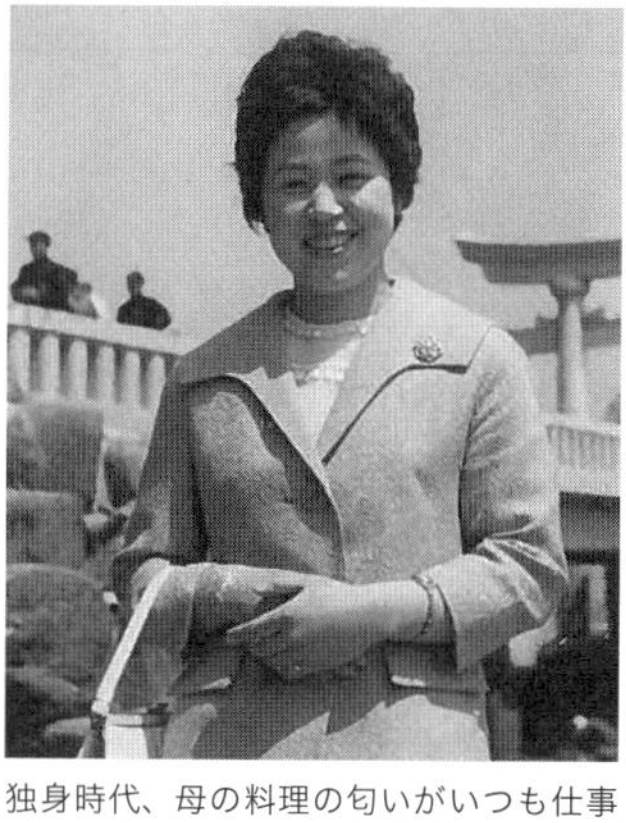

独身時代、母の料理の匂いがいつも仕事の疲れを癒してくれました

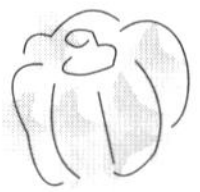

糀《こうじ》をたくさん使った手づくり味噌の風味は格別です

味噌を手づくりするときに、糀をどれだけ入れるかで微妙に味が変わります。糀と麹、どちらも「こうじ」なのですが、字のとおり、米からつくったものと、麦からつくったものとの違いがあります。福井では糀を使うのが一般的で、うちの料理教室でも糀を使った味噌をつくります。

寒い時季に、茹でた大豆と、天然の塩と、たっぷりの糀を仕込んで発酵させます。糀の菌は生きていますので、ゆっくりと発酵するのですが、夏の暑い盛りに最も発酵が進み、涼しくなる頃には熟成します。

発酵と熟成が進んでいる間は冷蔵庫には入れず、冷暗所にそっと置いておくのが望ましいので、台所の流しの下あたりが適しています。途中、カビが生えることがありますが、真っ白のカビならばそのままでも大丈夫です。青いカビや赤っぽいカビが生えたら上手に取り除かなければなりません。

料理教室でつくった味噌は、仕込んですぐのものを清潔なビニール袋に詰め、しっかり空気を抜いて口を結び、生徒さんたちにお分けします。おうちに持ち帰ったら袋のまま保存容器などに入れて、何もせずに置いておいてもらうのです。ときどき覗いて、悪いカビが生えていないかどうかだけを見てもらいます。同じ材料で同じときに仕込んだ味噌なのに、保存する環境によって少しずつ発酵や熟成の度合いが違うこともみなさんに知っていただきたいのです。

それぞれのおうちの味噌の様子を、教室で顔を合わせるたびに生徒さんたちが話題にしておられるのを見ると、なんだかうれしくなります。

こうして手づくりの味噌で味噌汁をつくると、ご家族が思わず「おいしい！」と、声を上げて驚かれるそうです。おいしくできあがった味噌は冷蔵庫で保存しても大丈夫です。

糀を贅沢に使ったお味噌は味に深みがあるため、出汁がなくてもコクのある味噌汁をつくることができるほどです。ひとり分の味噌に刻んだネギやワカメやお豆腐を合わせて冷凍しておくと、お湯を注ぐだけで素朴な味噌汁ができあがります。味噌汁以外にも、旬の食材を使った味噌煮込みや味噌焼き、ダイコン、ニンジン、ゴボウなどを味噌漬けにしてもおいしいですね。

いい糀をたくさん含んだお味噌は、身体にとって必要な菌を上手に体内に送り込み、私たちの健康にも大きく役立ってくれます。

台所は、目からウロコが落ちるほどの発見の場でもあります

日々、料理をしていると、意外な発見をすることもたくさんあります。黒豆や大豆を煮るときに柔らかく仕上げたいと思うと、弱火で時間をかけてじっくり煮る必要があります。しかし、時間がないときなど、満足な柔らかさに仕上げられないこともあります。

そこで裏技なのですが、一度、普通に豆を煮上げます。まだ硬い状態であってもそれを冷まして、煮汁ごと冷凍するのです。そして今度は凍ったものを戻して、もう一度煮直すと、ビックリするぐらい柔らかく仕上がります。ずっと弱火にかけて様子を見ている必要がなく、凍らせる時間と解凍する時間は要りますが、それは冷蔵庫に任せればいいわけです。黒豆や大豆を柔らかく煮たいけれど時間がないという年末など、ぜひ一度、試してみてください。

なぜそうなるのか、難しい原理は私にもよくわかりません。私も、豆を柔らかくしようと思って冷凍したのではなく、たまたま時間がなかったので、まさに偶然が生んだ産物だったわけです。

卵でもおもしろい発見がありました。卵は全卵の状態では割れてしまうので冷凍できません。しかし、白身と黄身を分けて、別々になら冷凍できるのです。ただ、白身は解凍すると元のトロ～ッとした状態に戻りますが、黄身は元の状態には戻りません。黄身だけが茹で卵の半熟のような状態になるのです。

私はその効果を利用して、ラップの上に味噌か醤油を少し落とし、その上に卵の黄身を載せて、壊れないようラップで覆って冷凍しておきます。これが最高のお酒の肴になるのです。ちなみに、一度凍らせて解凍した卵の白身はとても泡立ちやすいので、メレンゲをつくるときなどには便利です。

出汁を凍らせて使う方法も手軽で便利です。少し濃い目にとった出汁を市販の製氷皿に入れて凍らせておけば、その角氷が出汁ストックとして何にでも使えるのです。それをジッパー付きの保存袋に入れて常備しておくと、ひとつずつ使えてとても重宝します。

調理中にひらめいたアイデアが料理の効率を高めてくれたり、新しい一品を生むこともあるのです。

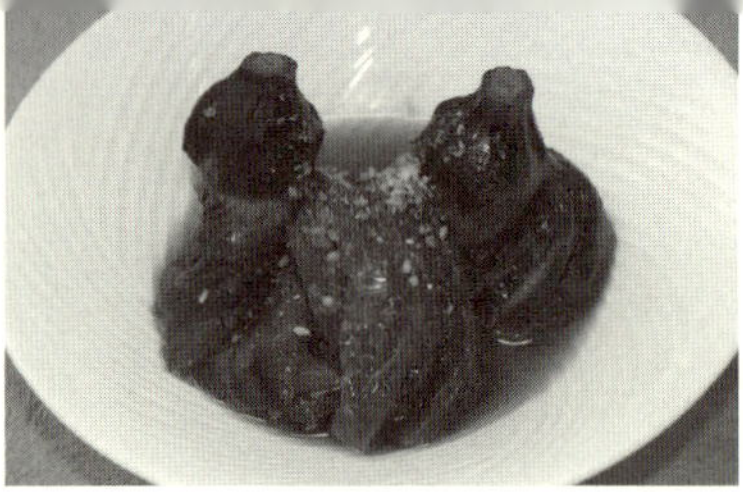

世代が違えば口に合う料理も違うのですね

お孫さんまでの三世代で一緒に暮らすご家族は結構多いのですが、「私のつくる料理は口に合わないのか、誰も食べてくれないのよ」というつぶやきをお聞きしました。今後、ますます高齢化が進むと、そういった寂しさを感じられる方が増えてくるのかもしれません。

しかし、私は「誰も食べてくれないなんて嘆かずに、ご自分のためにおいしくつくろうと思えばいいのですよ」とお話しします。そう考えると、腹が立つことも、寂しく感じることもなくなるものです。世代が違えば、口に合うものも身体が求めるものも、違って当然ではないでしょうか。

息子さんご夫婦は仕事に出かけておられるのだし、お孫さんたちは学校に行って、おうちにいるのはおばあちゃんだけなのであれば、昼間の時間に誰に遠慮することもなく、ご自分の口に合う煮物を、時間をかけてつくっておかれてはいかがでしょう。野菜を煮たり、魚を煮たり、諦めてしまわずに挑戦すれば、できないと思っていた料理も、またできるようになるのです。

ご自分でつくって、ひとりで食べ切れなかったら、また明日食べればいいじゃないですか。煮物は今日より明日の方が、味がよく滲みて、ますますおいしくなっているはずです。そのときに気を付けたいのは、共同で使う台所であれば、料理を鍋に入れたままで置いておかず、保存容器に移して冷蔵庫で保存するようにしましょう。

お孫さんは、見た目にも地味な煮物は食べたがらないかもしれないけれど、いつか息子さんが、「おふくろがつくった煮物、食べてみようかな」と口に入れて、「懐かしい味でホッとする」と、喜んでくれる日がくるかもしれません。息子さんにとっては間違いなく、懐かしいおふくろの味なのですから。

「年をとったので、私はもう台所には立ちません」とおっしゃる方がいらっしゃいますが、人間いくつになっても台所に立ち、食べるための用意をすることを忘れてはいけません。

時間がかかるから苦手だと、若い方が避けて通る煮物料理を、時間に少し余裕のあるおばあちゃんが担当されればいいのです。ひとつ屋根の下、食卓にあがる料理の幅が広いのは、ご家族にとっても喜ばしいことですし、料理はそうして受け継がれていくものです。

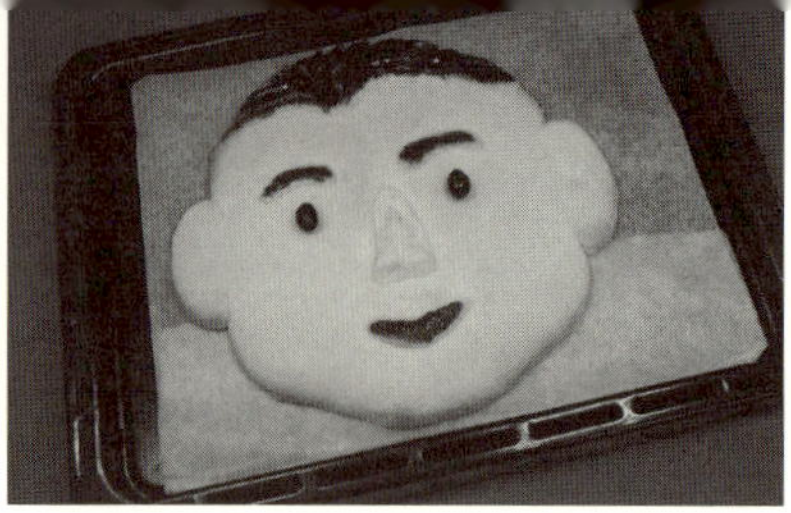

子どもたちは手づくりのお誕生日会に大喜び

小学生ぐらいの子どもたちは、お友だち同士でお誕生日会に行ったり、呼んだりするものです。我が子の誕生日にお友だちを招待するお母さんにとっては、せいぜい年に一度か二度のことですが、子どもたちにとっては毎月のように、「今月は○○ちゃんと○○くんのお誕生日」という具合に、お誕生日会が重なることも決して珍しくありません。

私には子どもが４人おりますが、まだ幼かった頃、お誕生日会は手づくりのもので準備をしました。ケーキも手づくり、料理も手づくり。それと、せっかくのお誕生日会ですから、何か思い出に残ることをと考えて、クッキーづくりを体験させてあげることにしたのです。子どもは食べることも大好きですが、つくることも楽しめるのです。ひとり分ずつ生地を用意し、好きな人の顔をつくってみましょうと、パパやママの顔に挑戦してもらいました。

子どもたち全員が、自分の顔よりも大きいクッキーをつくりました。「チョコレートやジャムで顔を描いてみよう」「鼻はちょっと高く、口はかわいく、上手に描けるかな」なんて声をかけながら……。

そんな大きなクッキーはどこにも売っていませんから、子どもたちは大喜びです。できあがったクッキーはおみやげにして持ち帰ってもらい、残りの生地で焼いたオマケの部分は焼きたてをみんなで食べました。

子どもたちにとって楽しい思い出ができるのはもちろんですが、計画を立てて準備をする私自身にとっても、いろいろな経験を通してワクワクできる楽しい時間となります。「どんな生地にしたら子どもたちが喜ぶだろう」「大きくつくって、壊さず上手に焼くためにはどうすればいいだろう」と、あれこれ考えたり、子どもたちが喜んでくれる顔を思い浮かべるだけでとても楽しい気分になれましたし、子どもたちの興味や喜ぶものを知るうえでとてもいい経験になり、それが今につながっているように思います。

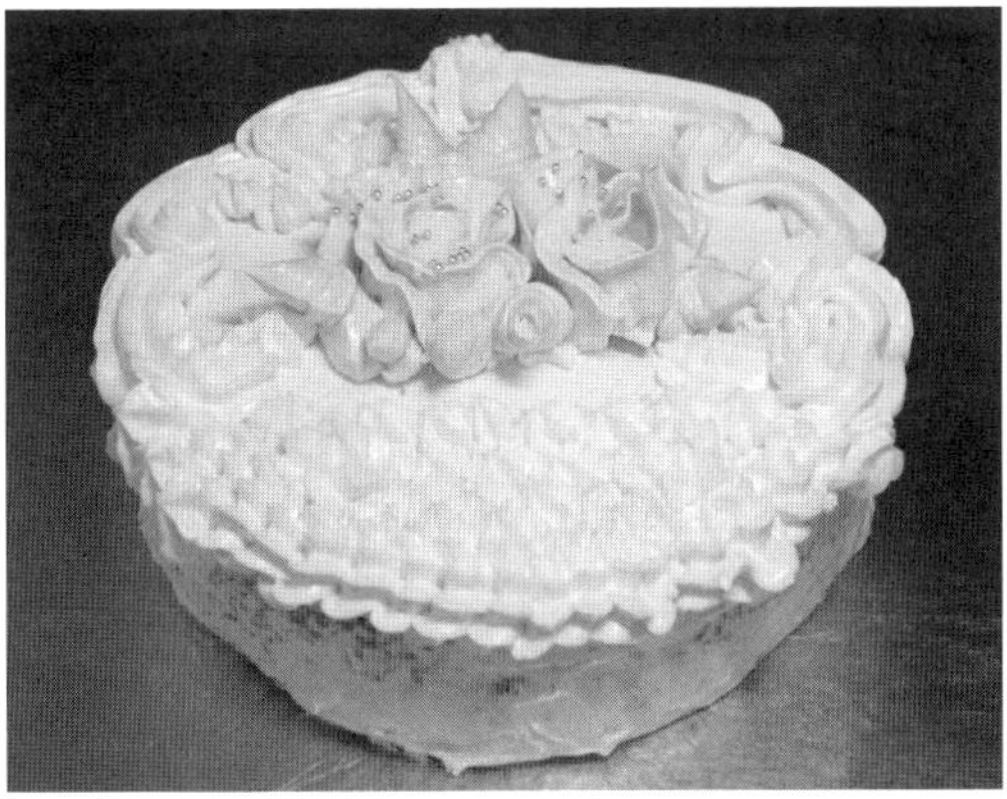

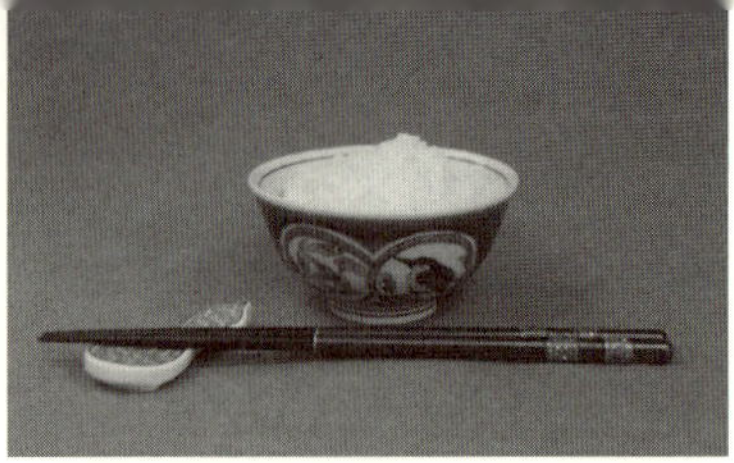

器やお箸は、おいしい料理を更においしくしてくれます

日本の和食の器ほど、種類が豊富で、個性豊かな焼きものや陶器の揃う国は、他にないのではないでしょうか。器の大切さ、器の楽しみ方、器の魅力というのも、料理をするうえで楽しみな要素です。

食器がたくさん並ぶお店に行くと、心が躍ります。こちらの器にはこんな料理、この器にはこんなものを盛るといいだろうなと、イメージはどんどん膨らんでいきます。器を見ることで、「こんな料理はどうだろう」と新しい料理の発想が生まれてくることも少なくありません。そうやって夢を描かせてくれる素敵な器が、日本にはたくさんあるのです。また、お気に入りの器に料理を盛ることで、食べものを粗末にしない心や感性も育まれると思います。

料理教室にもいろいろな器を用意していますが、料理の盛り方ひとつでも個性が出ます。大皿の中央に料理を立体的に盛る方もいれば、お皿の大きさに合わせて広げて盛る方もいます。器の色や形に合わせて盛り方を考えるのは、とても芸術的なことです。

日本人は、器の上に南天、楓《かえで》、笹などの美しい葉っぱを敷いて季節感を演出したり、夏には氷を飾って涼を表現したりもします。家庭の食卓ではそこまでの演出はしないかもしれませんが、テーブルクロスやランチョンマットを替えてみるだけでも食卓の雰囲気は変わり、食事の時間が楽しいものになります。

和食のときにはお箸も大切な道具です。私は友達を呼んで、一緒に食事をする機会があるのですが、箸立てにいろいろな箸を入れておき、好きな箸で食べてもらいます。ここ福井県ならば、若狭塗りや河和田塗りといった伝統漆器のお箸もありますので、そういったものも含めて選んでもらっています。

贅沢だとは思うのですが、お気に入りの器やお箸でいただく料理は、更においしく感じるのです。

つぶやきコラム

天地《あめつち》の恵み　箸を高く捧げていただきます
お箸には　自然と私たちをつなぐ　はし渡しの役割があるのです

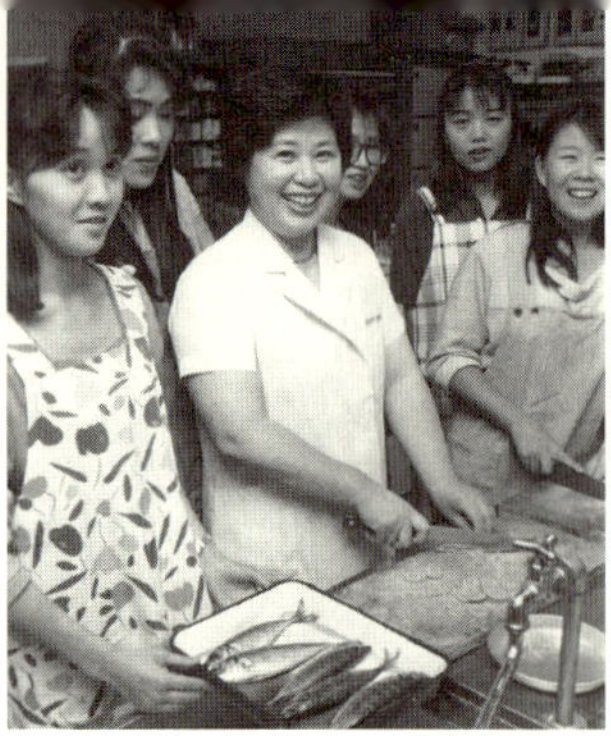

1990年
現在の教室が完成して移転したばかりの頃

たくさんの失敗があって、今の私があるのだと思います

今はインターネットで調べさえすれば、ありとあらゆる料理のレシピを簡単に見付けることができます。しかし、50年前は、レシピはおろか、料理の情報など、本当に限られたものしかありませんでした。

１９６４年の東京オリンピック以降、日本に世界の料理がたくさん入ってきて、珍しい食べものやお菓子なども手軽に味わえるようになりましたが、それを自分でつくるための情報は皆無に等しかったのです。当時、手づくりに挑戦したスイーツのなかで、いちばん思い出に残っているのがカボチャプリンです。どうしてもおいしいカボチャプリンをつくりたくて、何回も挑戦しました。おいしい店があると聞けば、そこまで出かけて行って食べてみたりもしました。

試作品をつくっては改良を重ねるものの、つくりたてはおいしいのに、１日経つと硬くなってしまったり、なめらかでプルルンとした食感が出せなかったり。配合を微妙に少しずつ変えながら、いくつつくったかわかりません。まるで、何かの実験をしているような毎日でした。

どうにか納得のいくカボチャプリンができあがると、カボチャでできたのならサツマイモでもできるに違いないと、新たな挑戦がはじまります。サツマイモの次は紫イモのプリンもつくってみよう……と。

今ならどこででも簡単に手に入るヨーグルトも、日本で紹介されてすぐ、手づくりに挑戦してみました。ヨーグルトは発酵食品なので、タネになる市販の生きたヨーグルト菌（スターター）が必要です。しかし、どこを探しても見付からず。牛乳屋さんを訪ね歩いたり、あちこちまわって手に入れました。

ヨーグルトを食べると子どものお腹が元気になると聞いて、酸っぱいヨーグルトを子どもが喜んで食べるにはどうすればいいかと、甘味を加えたりフルーツを混ぜてみたり、常に新たな挑戦がはじまります。料理はつくった本人が満足しても、食べる人においしいと思ってもらえないと成功したことになりません。そのためにいろいろな人の意見を聞いたり、食べてもらったときの反応を見たりして身に付けたことも少なくありません。

あの頃を懐かしく思い返してみると、たくさんの失敗があったけれど、その失敗を恐れず経験を積んだからこそ、今の自分があることがよくわかります。

第2章　台所や食卓で学ぶことが人生を豊かにしてくれる

家庭で身に付けたいおもてなしの心

料理教室に通う生徒さんのなかには、お仕事の都合などで外国から福井に来て住まわれ、日本の料理を勉強している方がおられます。

中国から来られた20代の男性に、「中国では、おうちにお客様がいらしたらどんなご馳走をするの？」と尋ねてみました。その方のお宅では、手づくりの餃子でお客様をもてなすそうです。料理はお母さんひとりではなく、家族総出で準備をするらしく、餃子の皮もすべて手づくりです。粉を買って来てこねて、寝かせている間に野菜を刻み、肉と混ぜてなかの具をつくるのです。家族全員でお客様の到着を心待ちにして、お客様が見えれば皆でおもてなしをして、一緒に食事をするそうです。

子どもの頃からそうして自然に手伝っているので、彼は、「もしも今、我が家の餃子をつくれといわれたらすぐにでもつくれますよ」と話していました。

あるとき、彼がご自宅で料理をつくってお友達を呼ぶ機会があり、私のことも誘ってくれました。あいにく他の用事があって、都合がつきそうにないことを伝えると、「料理はちゃんととっておきますから、用事が終わったら来てください」と……。遅くなってからお邪魔してみると、たくさんの料理と餃子も残しておいてくれて、水餃子にして出してくれました。「準備が大変だったでしょう」と聞くと、朝の９時頃から夕方まで、「心を込めて準備しました」とのことでした。

私自身の子どもの頃のことを思い出すと、やはり幼い頃から、火の点け方にはじまり、お米の洗い方、炊き方、煮物なども母親から教えられました。家族が多かったこともあり、子どもたちが皆で手伝いながら料理を覚え、自然とお客様を家にお迎えする心遣いなども身に付けました。

今の時代は便利になりすぎて、時間をかけずに準備をしてしまいがちです。子どもに対しても「お客様が来るから外で遊んできなさい」とか「子ども部屋で静かにしていてね」というのではなく、日常とは少し違った来客の機会にこそぜひ、おもてなしの心や、お客様を迎えるよろこびの気持ちを、それぞれの家庭で教えてあげてください。学校では教えてもらえない、大切なことです。

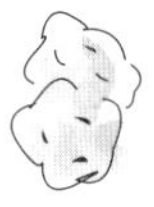

姿かたちのわからないものを食べていませんか?

福祉専門学校の若い学生さんたちに、「食」についてお話しさせていただく機会があります。学生の多くは福祉のお勉強をして、将来は介護の仕事などに就きたいと考えている人たちです。誰かの介護をするためには、健康というものをしっかり理解しておく必要があり、人が健康でいるためには、どんなものを食べるべきかというようなことを主にお話しします。

先日、健康のために地元の新鮮な食材を食べましょうという意味も兼ねて、学生さんたちに地元の畑を見てもらいました。知り合いのサトイモ農家にお願いして、イモ掘りを体験してもらったのです。

元気に育ったサトイモの茎をスパッと切ってみると、切り口から水がピュッと出てくることに、みんなが声をあげて驚きました。次に、土に埋まったサトイモを掘り出して見せると、1本の茎の下に大小いくつものイモが付いていることにも驚いていました。

「これが親イモ、これが子イモ、そしてこれが孫イモよ」と説明すると、「すご〜い！」「サトイモって、土の中でこんなになってるんだ？」「1本の茎に1個ずつしかならないと思ってた！」……と、大興奮でした。お母さんが料理してくれたサトイモの煮物は食べたことがあっても、畑で土のついたサトイモを見るのははじめてという学生さんがほとんどでした。

普段、何気なく食べていたものが、調理される前はどんな形をしていて、どんなところで収穫されたのかを知らない人が多いようです。その食材本来の姿を知らなければ、いくら食べても愛着は湧きません。「いつも食べているニンジンには、こんなきれいな葉っぱが付いていたんだ！」「お弁当に入っていたホウレンソウは、畑でこんなふうに育ってるんだ！」といった感動や興味が、明日からの彼らの食生活を変えてくれるのではないでしょうか。

その日は、収穫したサトイモを畑で煮たり、茎の柔らかい部分を焼いて食べてみたりもして、学校の教室を飛び出した畑での授業は大成功に終わりました。

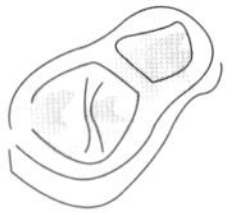

見るもの・聞くもの、すべてが食の教室です

スーパーに行くと、買い物をする親子連れの姿をよく目にします。「今日の晩ごはんは何が食べたい？」と、お母さんが子どもに聞くと、子どもは元気よく「カレー！」と、答えました。「え〜っ、またカレー？」と、お母さんはいいながらも、カレールーが並ぶコーナーにカートを押して行くのです。誰もが眼に浮かべやすい光景ですね。

子どもからカレーのリクエストがあった日は、ぜひ一度、子どもに買い物をさせてみてあげてください。「カレーには何と何が入ってたかな？」「何を入れたらおいしくなるかな？」と、質問しながら、食材の名前や特徴などを教えてあげてほしいのです。インスタントのカレールーを使うのであれば、箱の写真と値段だけを見るのでなく、箱の裏の成分表示などを見ることの意味も教えてあげてください。そういった経験をさせてあげることで、子どもは食材に興味を持ち、食べるということに関心を示しはじめます。

福井では、夏になるとあちこちの畑が一面の白い花で埋めつくされます。子ども連れでドライブをしながら、「この白い花は何の花か知ってる？」と、会話を投げかけてあげてください。「これはおそばの花なのよ。いつも食べてるおそばが、こんな植物からできてるって知ってた？」と、会話は進んでいきます。車窓から見える景色は、すべてが生きた教材になり得るのです。居眠りしたり、ゲームをしたりというのでは、せっかくのドライブがあまりにもったいないと思いませんか。

そんな勉強ができた日は、いつものファミリーレストランではなく、ぜひ、おそば屋さんに連れて行ってあげてください。花が咲いて実がなって、その実からそばができるということを聞きながら食べるおそばの味は、いつもの味とは少し違うはずです。

子どもにとっての勉強は、学校や塾で学ぶことだけではありません。自然のなかのこと、スーパーのなかでのこと、どれも私たちの食や健康につながる大切なことばかりです。すべてが学習できる、食の教室なのです。

旬の新鮮なものを食べさせてあげれば好き嫌いは克服できます

子どもの好き嫌いに悩む、お母さんからのご相談をたくさんいただきます。嫌いなものをなんとか食べさせて、嫌いでなくしてあげたいと、いろいろ工夫をなさっています。私もまた、そういう子どもたちに食べてもらう料理のメニューをあれこれ考えてきました。

たとえば、ニンジンを嫌う子のために、ニンジンを細かく刻んで料理してみたり……。けれど、本当に嫌いな子はお箸でつまんででも除けて食べるのです。それじゃお箸でつまめないように摺りおろしてみようと、ニンジンをおろして、形を見えないようにして、ごはんに混ぜて炊いたりもしました。今ではニンジンごはんも一般的になりましたが、忙しいときにはニンジンジュースを使ってごはんを炊いても、おいしく食べられます。

結局、いろいろ試みたうえでわかったのですが、子どもの目をごまかすような方法では、好き嫌いを克服させてあげることはできません。どんな食物にも必ずおいしさはあります。そのおいしさを引き出す調理のしかたで、旬の新鮮な状態の味を食べさせてあげることが大切です。

「グリンピースなんて絶対に食べない！」という子には、畑で採れた状態のさやに入ったグリンピースを、ぜひ一度見せてあげてほしいのです。子どもと一緒に皮を剥《む》くと、きれいな緑色のみずみずしい豆がピョンピョン飛び跳ねるように出てきます。飛び跳ねた豆を集めてサッと茹でて、軽く塩コショウをして食べさせてあげましょう。きっと子どもは喜んで食べてくれるはずです。

野菜でも魚でも、旬の時季に新鮮な状態で食べてこそ、その食材の本当の味を知ることができるのです。「ピーマンなんておいしくないから食べない！」といっていた子に、夏の畑で太陽を浴びるピーマンを収穫させてあげて、そのまま軽く茹でてせん切りにしたものに、お醤油とゴマと、ほんの少しゴマ油を落として和えてあげたら、「おいしい、おいしい」といって食べてくれますよ。

子どもに野菜や魚の本当の味を教えてあげるために、お母さんにも食材の旬を学んでほしいと思います。

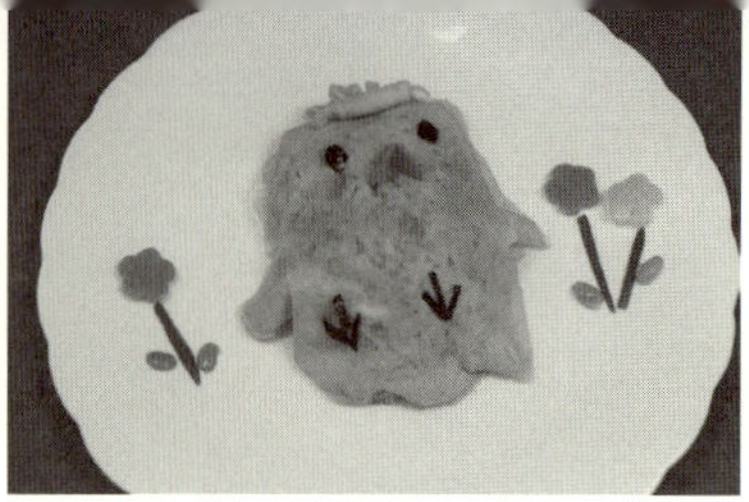

ままごと遊びよりも本物の料理を教えてあげたい

子どもの頃に、ままごと遊びをした経験が誰にでもあると思います。とくに女の子の場合、昔も今も、ままごとをしたがる時期が必ずあるのです。ままごとのセットがおうちにある子もいれば、ない子もいます。けれど、子どもというのは仮にままごとのセットがなくても、「やりたい」と思ったときに、木の葉をお皿にしてでもままごとをします。子どもには何かを「やってみたい」という好奇心がとても強くなるタイミングがありますので、それを見逃さないであげましょう。

そういう子どもを見たら、お母さんに「ままごと遊びじゃなく、本物のお料理を教えてあげてください」とお話しします。まさに子どものなかに芽生えた芽が、スクスクと育つ絶好のタイミングだからです。

オモチャではなく子ども用の本物の包丁を持たせてあげて、お母さんの横に並んで一緒に料理をさせてあげましょう。料理の内容はなんでもかまいません。グリンピースの皮剥きでも、卵の殻を割るだけでもいいのです。間違いなく、それが食に対する目覚めの第一段階になるはずです。

料理教室では子ども向けのクラスがあり、いちばんちいさい子は3歳から通っています。何をやるときにも必ず、全員にひととおりの同じことを経験させてあげるのです。みんなに同じようにさせてあげないとすねてしまう子が出てきます。卵もひとり1個ずつ割らせてあげます。上手に割れば褒めてあげるし、お母さんに必ず、「おうちでも卵を割らせてあげてくださいね」とお願いします。

卵を割ったら、子どもは混ぜるのが大好きなので、よく混ぜさせてあげます。小さなフライパンでスクランブルエッグや薄焼き卵を焼かせてあげて、たとえ失敗して破れてしまっても大丈夫です。少し塩を振ったごはんを薄焼き卵で包んだら、ケチャップでヒヨコの絵を描いてみたり、用意しておいた花型ニンジンとグリンピースでお花をつくって添えてみたり……。そうやって、本物の料理に触れさせてあげることで、子どもの夢を叶えてあげましょう。ままごと遊びをはじめたときこそが、「食」と向き合う好機なのです。

子どもはスクスクと伸びる芽をもっている

料理教室のチャイルドクラスに通ってくる子どもたちの動機はさまざまで、純粋にお料理を習いたいという思いの子、子どもに好き嫌いを克服させてあげたいという親御さんの願いや、協調性を養うためにという理由で頑張っている子もいます。

最初のうちは落ち着きがなく、いたずらばかりする子や、反抗的な子もなかにはいます。けれど、大人の私たちが気長に見守ってあげることが大切です。子どもたちをよく観察していると、ひとり一人にその子だけの個性があるのと同時に、誰もが必ず「伸びる芽」をもっていることがわかるのです。

子どもが、イキイキと芽を伸ばすためには、大地に根を下ろすようなお父さん、お母さんの根気と愛情が不可欠です。芽生えはじめた瞬間、ここぞというときに引っ張ってあげてほしいのです。たとえば目が不自由で見えなくても、ピアノの才能の芽が伸びて世界中から評価されるような子もいます。ご両親が、芽生えの瞬間を見逃さなかったからこそだと思います。

食卓で一緒にごはんを食べているときや、台所でお母さんの料理のお手伝いをしたがるときというのは、子どもの心が開いているときです。子どもの顔をよく見て、話しかけてあげてください。小言をいったりお説教ばかりするのではなく、子どもの話によく耳を傾けてあげることです。

反抗期の真っ只中にいる子どもや、心を閉ざして何も話してくれない子どももいるでしょう。そういうときはそっと見守ってあげるだけでいいのです。時間が経てばまた、子どもの方から話しかけてきます。大きな大人の心で受け止めて、気長に見守ってあげましょう。

必ずどの子にも、芽を出そうとする瞬間があります。親が子どもをすぐそばで見守ってあげられる時期というのは、そうそう長くはないものです。子どもの発芽の瞬間に気付き、その芽を上手に引っ張ってあげられるのが、おうちの食卓や台所だとうれしいですね。

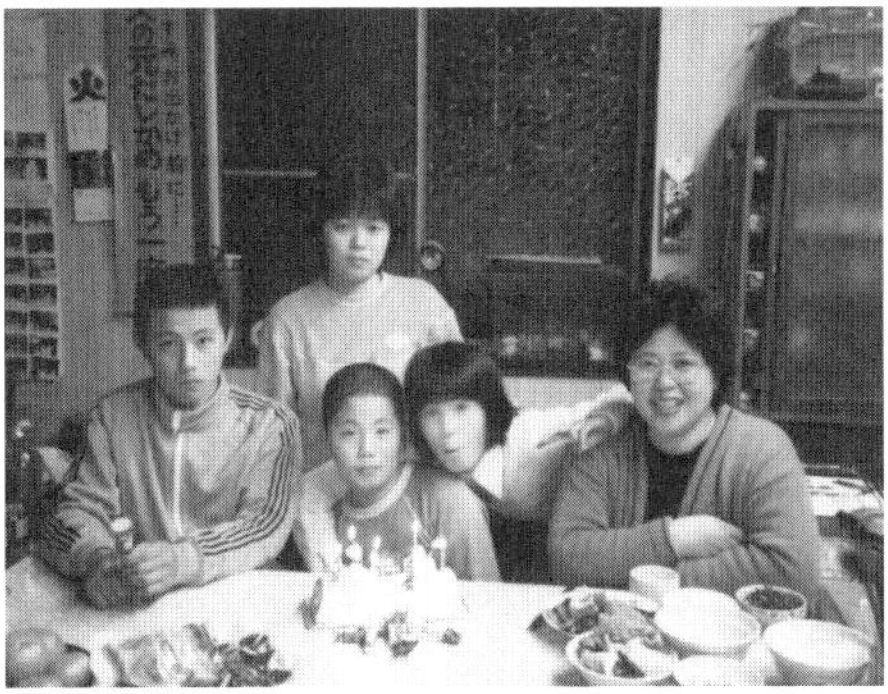

1983年　我が家の台所や食卓には、いつも子どもたちが集まってきました

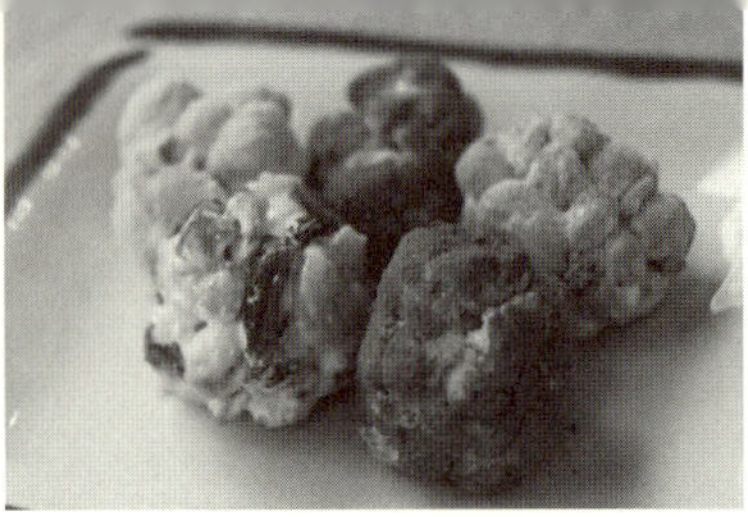

しっかり噛むことで体も脳も元気になる！

ちいさな子どもたちと父兄を交えての話の場で、歯の大切さについてお話しをさせてもらったことがあります。お母さんたちは、子どもに歯を磨く大切さは熱心に教えるのですが、噛むことの大切さも教えるべきです。以前は、食事のたびに「よく噛んで食べなさい」と、親が子どもにいったものです。

よく噛むことが消化を助けるため、身体によいのはいうまでもありませんが、噛む行為は脳の細胞を活性化する働きもありますので、ちいさい子どもからお年寄りまで、とても大切です。

ただ、「よく噛みなさい」とお説教的に教えても伝わりにくいかと思い、「かみかみ運動を頑張ったら頭もよくなるのよ」と、お話ししました。先生からは「かみかみ運動を後押しできるような、手づくりのおやつはないですか」とご相談をいただき、「炒り豆だんごでもつくりましょうか」と提案したのです。

大豆はできるだけ柔らかくなるように炒り、炒った豆に刻んだチョコレートやドライフルーツを混ぜ合わせます。マシュマロと一緒に電子レンジで加熱すると、トロリと溶けるようになりながらも、冷めるとカリカリ・サクサクの不思議な食感になるので、大豆とチョコレートとドライフルーツに温かいマシュマロを絡めて小さなボール状に丸めたのです。それに、きな粉やココアパウダーを振ればでき上がりです。

硬さと柔らかさが混ざり合い、大豆やきな粉の素朴な風味とチョコレートの甘さが絡み合った、珍しいおやつに子どもたちは大喜びでした。

大好きな甘い市販のお菓子と大豆とを組み合わせた豆だんごは意外だったと思いますが、そういうサプライズも、子どもたちの意識を引き付ける効果的な方法のひとつなのです。

つぶやきコラム

つくり方を変えてみる　食べ方を変えてみる
なぜか生き方も変わってくる　まわりの人も変わってくる
不思議な力が湧いてくる

料理に込められた愛情というかくし味

私が子どもだった時代、親のしつけは結構厳しいものでした。たとえば、食事のときはテーブルではなくお膳（座卓）でしたから、きちんと正座をしないと食べさせてもらえません。また、「いただきます」の挨拶をせずにお箸を持つと、すぐにお説教がはじまったものです。そんな雰囲気のなかで、好き嫌いなど許されるものではありません。出されたものは残さずいただきました。それが私の家だけでなく、その時代はどこの家でもそうだったように思います。

あの頃は今と違い、家族の人数も多かったのです。どの家庭でも、子どもの口に合うものだけをつくるわけにはいかず、子どもからお年寄りまで、皆が同じものを食べました。親が工夫してつくって出してくれた料理だということを子どもながらに感じながら、ありがたく食べていました。

今の時代と比べると、食材も調味料も限られていたわけですから、なんて厳しかったのだろうという気もしますが、裏を返せばそのおかげで、食べものに対する感謝の気持ちも、もったいないという気持ちも、自然と身に付いたのだと思っています。

やがて、自分が親になってから知った、親の苦労や親の気持ちというものもたくさんあります。子どもの頃には気付くことができなかった、親の愛情という最高のかくし味は、時代に関係なく、次の世代にもしっかり伝えておかなければならないと感じます。

食べるものを前にしたとき、料理した人がどんな気持ちでつくったのか、その食材が我が家の台所に届くまでにどれだけの人たちの手がかかっているのか……。そしてもちろん、食材のひとつ一つに対しても、野菜の命、魚の命、動物の肉にも命があったことを理解したうえでいただく感性があってこそ、心から「いただきます」「ごちそうさまでした」という挨拶ができるのです。また、たくさんの「おかげ」を感じながら、お腹がいっぱいに満たされたとき、心からの「おいしかったね」がいえるのだと思います。

そういうことをお説教ではなく、自然に伝えられる家庭の食卓を残していきたいものです。

楽しい雰囲気のなかの食事は何倍もおいしく感じます

我が家でのできごとですが、子どもたちがまだ幼い頃、たまたま夏休みにお客様がお見えになる用事がありました。いらしたのがちょうどお昼前で、「よろしかったらお昼ごはんを一緒に召しあがりませんか」とお誘いしてみましたところ、その方も快諾してくださり、あり合わせのものを使って、大急ぎで準備をはじめました。

私が台所に立つと、中1の長女を先頭に、5年生と3年生と1年生の4人の子どもたちも、手際よく準備を手伝ってくれました。30分もしないうちに簡単な昼ごはんが仕上がり、子どもたちがお箸を並べてごはんをよそう姿をご覧になったお客様は、とても驚かれたのです。

「お母さんからいわれたわけでもないのに、みんながあたりまえのように協力して、お昼の準備が進むのがとてもいいですね」と褒めてくださり、なんだかとてもうれしかったのを、今でもよく覚えています。

同じ頃、あるお友達から、「夏の暑さからか子どもに食欲がなくて、毎日何も食べようとしないから困ってるの」という相談を受けて、私は「うちは子どもが4人いて賑やかだし、みんな食欲旺盛だから、しばらくうちに泊まりに来たら」と、夏休みだったこともあり、彼女のお子さんをうちで数日間預かることにしました。

特別なことは何もしません。普段どおりに料理をはじめると、その子はお手伝いもしてくれるし、お母さんから聞いた話が信じられないほど、出した料理をおいしそうに残さず食べてくれるのです。その様子をお母さんにお話しすると、とても驚いていました。料理をするときも、それを食べるときも、楽しい雰囲気のなかであればいっそう食欲も湧き、おいしく感じるものです。その子はひとりっ子だったので、おうちの食卓での会話は少なめだったのかもしれませんね。

料理をする時間は楽しいし、食事もみんなで会話をしながら食べれば楽しいということを、ぜひ子どもたちに肌で感じさせてあげてください。

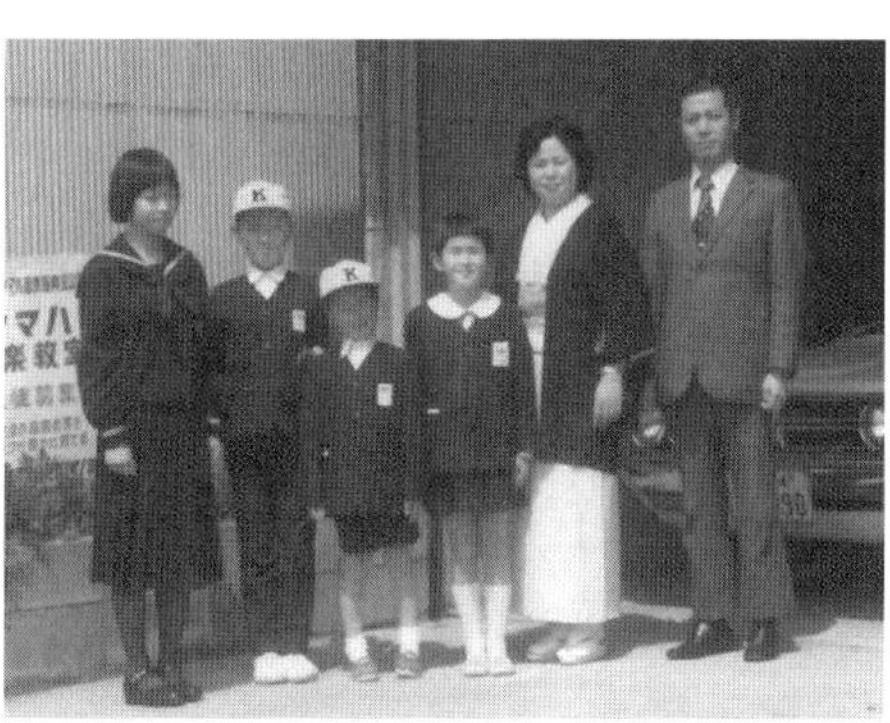

1978年　4人の子どもたちは家のことを本当によく手伝ってくれました

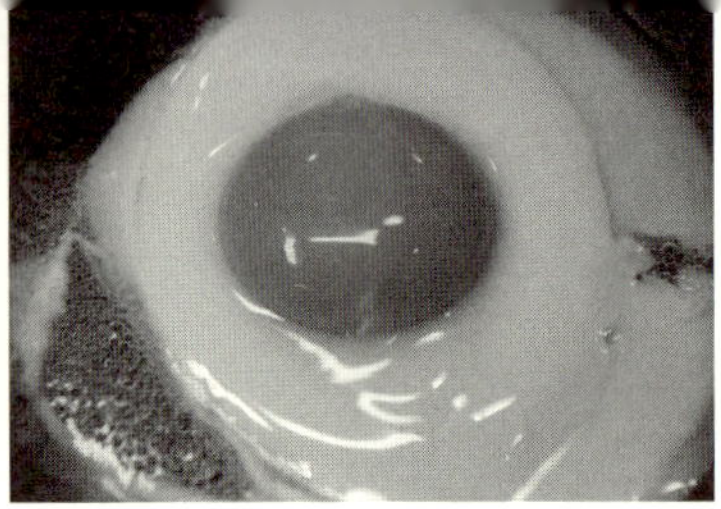

子どもにも、おいしい朝ごはんがつくれます

我が家の孫のはじめてのお手伝いは3歳の頃、卵の殻を割ることでした。小学生になってからは指先を使って上手に割れるようになったので、小さなフライパンで目玉焼きの作り方を教えました。

熱したフライパンに卵を割り落とし、大さじ3ほどの水を差してガラス蓋をする蒸し焼きです。塩コショウを振り、お皿に載せた目玉焼きをひと口食べて、「上手に焼けたね。おいしいね！」と、褒めてあげると大喜びでした。それからというもの、朝は早起きして毎日、目玉焼きを焼いてくれたのです。

私は、飽きさせてもいけないと思い、「今度は、ちょっと違う味付けをしてみようか」と、差し水のときに醤油と砂糖とお酢を少しずつ加えることを教えました。ほんのり甘酢味でおいしいのです。また、「フライパンの上で卵を2つに折ってみよう」と提案しました。ひとつの目玉焼きをペタンと半分に折るのです。そうすると、黄味が半熟になっていたり、火の通り具合によっていろいろ変化があります。上手に折りたくても、ちいさい子どもにはなかなかうまくいきません。しかし、毎朝練習していました。

黄味が半熟でトロ～ッと流れるときは「この焼き加減は、ミディアムね」と教えました。卵を焼く楽しさに加えて、焼き加減を調節する楽しさも覚え、ますます料理に興味が湧いたようでした。焼き加減や味付けに変化をもたせるだけでも、子どもにとってはたくさんの料理ができるようになった気分を味わえてうれしいのです。

それからしばらくは毎朝のように、「今日の焼き加減は何がいい？」「味付けは何にする？」と、学校に行く前の忙しい時間にもかかわらず、挑戦しつづけていました。私も、「そうね、今日は半生でお醤油の甘酢味がいいかな」と、ちゃんと答えるようにしたのです。

無邪気で可愛かった孫も今では受験生。あの当時の毎朝の経験が役立ったのか、料理にも関心をもち、好き嫌いのない子に育ちました。今はお腹が空くと、冷蔵庫にあるもので炒飯をつくって食べています。朝の台所や食卓での何気ない会話は、子どもを素直に成長させてくれるのです。

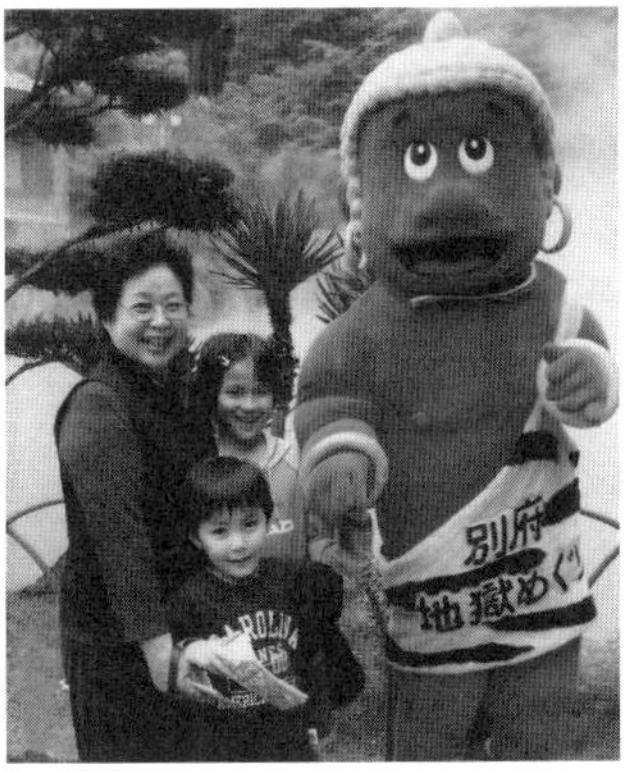

強さもやさしさも、料理を通して教えてあげられます

孫が親子ではじめての海釣りを体験したときのことです。小さなキスが2匹だけ釣れたのですが、生きたまま持って帰って来たので、孫は恐る恐るキスを素手でつかんでは、ギャーギャーと大騒ぎしていました。

「あの海には、こんなに元気なお魚がいっぱい泳いでるのよ。今日はキスが釣れたけど、タイだって、サバだって、アジだって、みんなあの海にいるのね」

「釣ってきたこの大切な命を、今日は感謝していただいてみようか」と、幼い孫にもわかるように話をしてから、キスをさばいて見せました。鱗《うろこ》を取り、頭を取って、内臓を出して……。天ぷらにして食べたところ、新鮮な白ギスなのでとてもやわらかく、本当においしかったのです。

海で魚を釣る楽しさを知った孫は、「また釣りに行きたい！」と、父親にねだり、2回目の釣りでは5～6匹の白ギスを釣ってきました。1回目は跳ねる魚にあれほど怯えていたのに、2回目は自分で鱗を取ってさばきました。私は仕事で帰りが遅くなったのですが、孫は私の帰りを待って一緒に食べながら釣

りの話しをしてくれました。「ひとりで上手にさばけたね」「おいしいね」と会話もはずみ、とても楽しい食卓でした。

3回目の釣りでは、夜が明ける前に出かけた方がよく釣れるということを学習したのか、まだ薄暗い夜明けに起きて出かけました。今度は30匹ほどの大漁だったようで、大喜びで帰って来ました。少しだけ逞しく、強くなった孫は、30匹の魚を全部自分でさばいてみせました。

何か新しいことに挑戦し、経験することは、本当に人を成長させるのだということを実感させられました。「上手にできたね」「おいしいね」という、とてもシンプルな言葉がちいさな子どもに自信を与え、魚を釣る楽しさから、誰かにおいしいものを食べさせてあげたいという、やさしい思いやりの気持ちも育ててくれたのです。また、あのピチピチと跳ねる、魚の命をいただくという経験を通して、人の命の尊さや大切さも、感じてくれたことと思います。

おいしさや楽しさばかりでなく、料理することを通して、強さややさしさを教えることもできるのです。

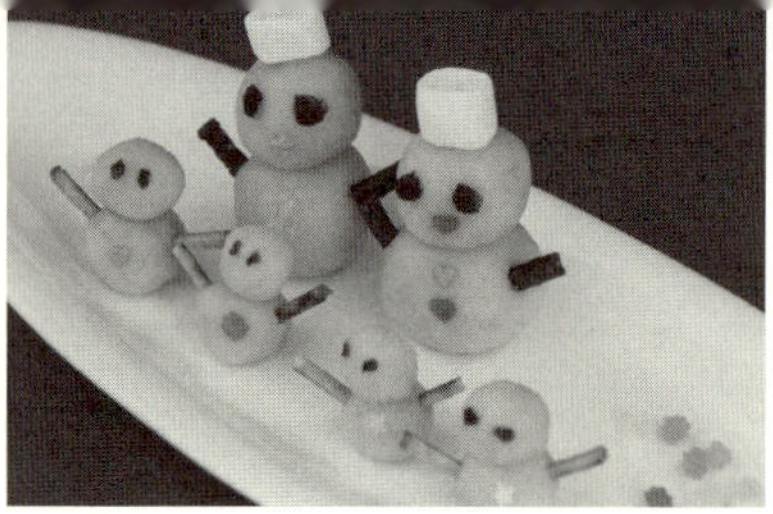

あの人に食べさせてあげたいというあたたかい気持ち

子どもに料理を教えるときに、逆に私が子どもたちから教えられることもたくさんあります。

ある小学校で収穫したイモを使っておやつづくりを教えたときのこと。サツマイモを蒸して雪だるまの形のスイートポテトをつくりました。蒸したおイモで大小のおだんごをつくり、それを重ねて雪だるまにします。頭にはマシュマロの帽子を載せて、刻んだレーズンで目を描きます。

小さなおだんごをたくさんつくっている子がいたので、「小さいのをたくさんつくったのね〜、どうしたの?」と聞いてみました。その子は、「これはお母さんとお父さんの。これはおばあちゃんので、これはお兄ちゃんの……」と、ひとり分の材料を5つも6つにも分けて、小さな雪だるまをつくったのです。

家族のぶんまでつくって持って帰るという発想が私にはなかったので、驚いたのと同時にとても感動しました。おいしくてかわいいお菓子を、大好きな家族と一緒に食べたいという気持ちはとても自然なものです。きっと素敵なご家族なんだろうなと、うれしくなりました。

近頃は、おうちで家族と食事をするときも、料理を大皿にまとめず、個別でひとりずつ盛り付けるご家庭が多いようです。お客様がいらしたときなどにはそれもよいのですが、家族だけの食事であれば、大皿に盛って出すのもいい習慣だと、私は思います。

「これは大好きだからたくさん食べたいけど、みんなも食べたいはずだから、私は何個にしよう」「お兄ちゃんはサッカーの練習でお腹が空いてるから、たくさん食べさせてあげよう」といった気配りの心が育ちます。おいしいものはひとりで食べるより、みんなと食べたほうが何倍もおいしくなりますよね。

つぶやきコラム

大切な人と一緒に話し　一緒に食べて　一緒に行動しているのに
毎日　毎日　違うのはなぜ？
喧嘩する日　仲良くする日　笑って過ごす日
ごはんによって人生が変わる

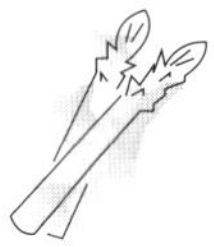

「つ」のつく数え方をするうちが経験の積みどきです

「三つ子の魂百まで」ということわざは、幼少期に覚えたことは年老いても忘れることがないという意味ですが、料理や食に関してもそのとおりだと思います。

そういう意味で、ものを数えるときに「ひとつ、ふたつ、みっつ」と数える幼い年齢のうちに、いろいろなことを経験させてあげるべきだと私は考えています。子どもが喜ぶからと甘いものばかりを与えるのではなく、甘い味も苦い味も経験させて、それを舌の記憶として自然に刻み込ませてあげましょう。

料理教室に、3歳の子どもにも来てほしいと思って受け入れているのは、いろいろな食材を食べてみてもらいたいのはもちろん、触ったり切ったりしたときの感触なども、幼いうちにいろいろ体験して味わってほしいからです。

ちいさい子たちは、目で見て、手で触って、匂いを感じて、味わっているうちに、それを難しい理屈ではなく感覚で覚え、頭のなかで自然に整理して、必要な情報と情報がどんどん結び付いていきます。

その子たちが大人になったときに幼い頃の記憶がよみがえり、「これは細かく刻んだらおいしくなる」「これは煮えるのに時間がかかる」という具合に、頭で考えなくても感覚が多くのことを教えてくれます。たとえ好きでないものも、食べず嫌いで終わらせず、食べた経験を積ませてあげたいのです。

じつは私は幼い頃、ナスの煮物が苦手でした。見た目も食感も何もかもが嫌いでした。けれど、母親が一生懸命につくってくれた料理だからと自分にいい聞かせて、頑張って食べていました。ところが不思議なもので、結婚して子どもがお腹にいるとき、つわりがひどくてどんな食べものも受け付けなかったのに、無性にナスの煮物が食べたくなったのです。母親にそれを話すと、「いくらでもつくってあげるよ」といって食べさせてくれました。今では大好きな料理のひとつです。

幼い頃に自然と記憶した舌の感覚、手の感覚、脳の感覚などは、大人になってから思いもしないところで花を咲かせ、実を結ぶということがあるのです。

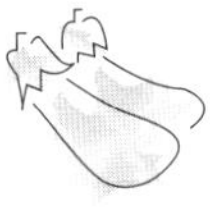

ホットプレートは魔法の調理器具

若い方たちのなかに、朝ごはんを抜いて仕事や学校に出かける方が増えているようです。朝ごはんの大切さについては別のページ（１１４ページ）でもお話ししますが、朝ごはんを抜いてしまう理由として、核家族化や、家の外で仕事を持つ、働くお母さんが多いことがあげられるでしょう。毎朝、家族全員が戦争のようにバタバタと身支度をして出かけて行くのですから、つい、朝の食事が省かれてしまうのもわからなくはありません。

しかし、健康や栄養のことを大切に思って朝ごはんを食べるのならば、少しでもお母さんの負担を減らして、家族の皆が朝食をとれる方法を考えたいものです。そこで大活躍するのがホットプレートです。

食卓の上に、いつでもホットプレートを温められるように置いておけば、誰でも手軽に目玉焼きがつくれます。自分の好きな焼き加減で卵を焼き、ごはんの上に載せてもいいし、ホットプレートで焼いたトーストに載せるのもいいですね。卵の横でウインナーやベーコンを焼いてもいいし、キャベツやホウレンソウを炒めることもできます。もちろん、野菜炒めに溶き卵とチーズなどを合わせれば、栄養満点のオムレツもつくれます。つまり、朝食はホットプレートを使ったセルフサービスにするという提案です。

できれば、一日のスタートは家族が揃って食卓に着くことが望ましいと思います。しかし、やむを得ずそれができないからと朝食を抜いてしまうのならば、一度、ホットプレートの朝食を試してみる価値はあるでしょう。

「うちは、子どもがまだちいさいから無理です」と、思うお母さんもおられるかもしれませんが、子どもの向上心というのは大したものです。慣れないうちは時間がかかるかもしれませんが、すぐに要領を得てできるようになります。また、「食」に対する興味も湧き、元気でいるために自分が何を食べればいいのかも、少しずつわかってきます。子どもに手をかけることだけが愛情ではなく、親が実際にやって見せて教えることも愛情なのです。

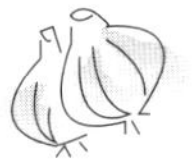

料理を批評はしても、批判はするべきでないと思います

よく、ものごとを好きか嫌いかで判断する方がいますが、人の好みというのはまさに十人十色です。自分は大嫌いなものでも、隣にいる人はそれを大好きな場合もあるわけで、食べものに対する好き嫌いもまったく同じです。

人はものを口に入れた瞬間、舌や歯や鼻でその食べものを分析しようとします。分析された情報はすぐに脳まで伝わるのですが、伝わった信号が脳で一旦整理されると「甘い味だ」「これはしょっぱいな」「刺激的な匂いがする」「硬い！」といった豊かな表現が生まれてきます。しかし、脳で整理されないまま声に出すと、「好き」か「嫌い」の極論になってしまうのではないでしょうか。

好き嫌いがあるのは自然なことなので、それ自体が悪いことではないと思います。ただ、食べものに対する敬意や愛着、食材を育てた方や獲った方、そして料理した方への感謝の気持ちがあれば、食べもののことを斬り捨てるように「好き！」「嫌い！」とはいえないと思うのです。

料理を口にして、「甘いけどしつこくない」「しょっぱいけどあとを引くおいしさがある」「刺激的な匂いだけど食欲をそそる」「硬いけど噛めば噛むほど味が出てくる」というように、自分なりの分析をして、その上で好きか嫌いかに辿りつくのであれば、それは料理した方に声を出して伝えても失礼にはあたらないと思います。

「お母さん、この煮物は甘さがちょっとキツい気がするね。だから私はあまり好きな味じゃないかも」という娘さんの分析に対して、「なるほど、じゃあこの次につくるときはもう少し甘さを控えてみようね」とお母さんが答えられたならば、きっと娘さんも、「ありがとう。ごちそうさまでした！」と、素直に感謝できるはずです。そういう会話が自然にできる台所であり、食卓であれば、きっとそのご家庭の食生活は豊かなものになるに違いありません。

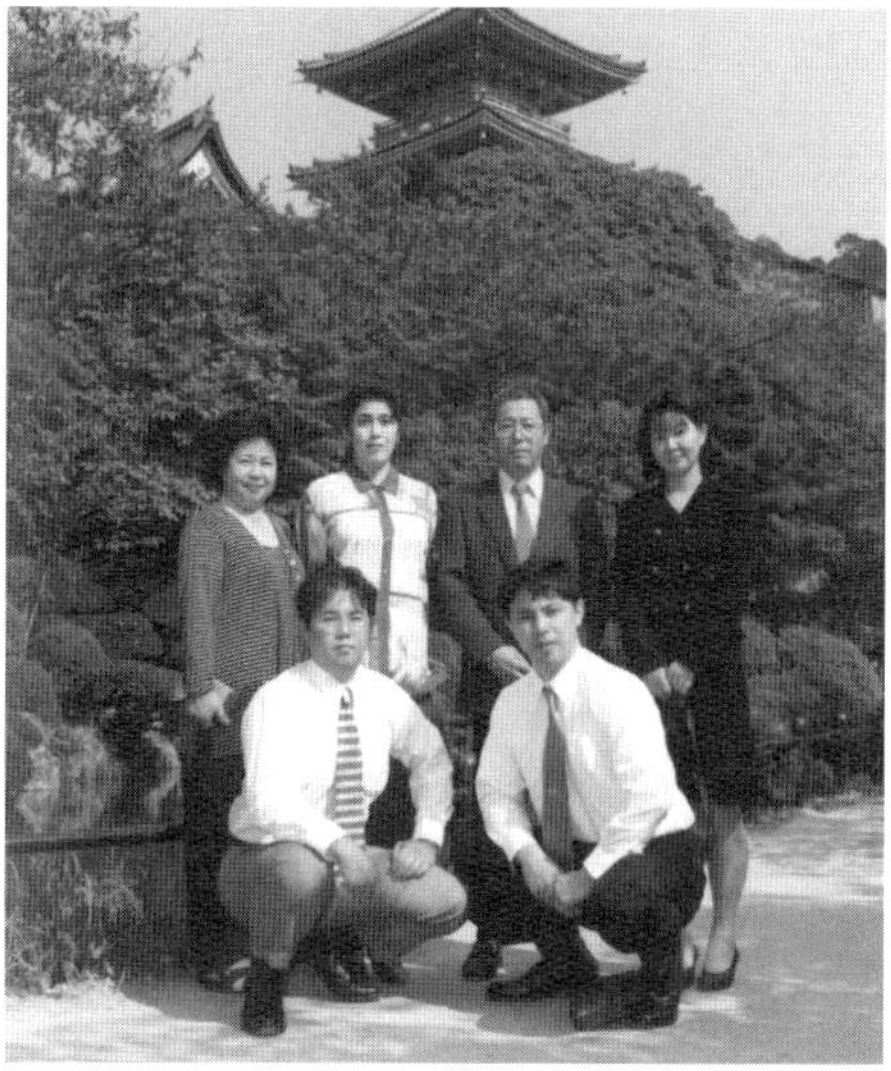

家族が集まったとき、話に花が咲くのは食の話題が多いように思います

食べるとき、その人の人となりが見えてきます

食事の場というのは、その人の性格や育ち、人間性などが顕著にオモテに出てくるものです。食べるときの姿勢、お箸や茶碗の持ち方、口の動かし方、ものの噛み方など……。あわてて身に付けようとしても、学校の試験前の一夜漬けの勉強のようにはいきません。そういう意味では、お見合いのときに一緒に食事をする風習や、好きな人と一緒に食事に出かけることはよいことだと思います。

何もお見合いのような改まった場だけでなく、日常の人付き合いのなかでも会食の機会は多いものです。やはりそういうときにも、人は人をよく見ています。「今度、一緒にお食事でも」というお誘いは、「あなたのことをもっとよく知りたいです」という意思表示なのかもしれません。

料理講習に参加された方などを見ていると、ものを食べるときだけでなく、料理をしているときにもその人の性格や人間性がよく顔を覗かせます。たとえば、調理台の上を布巾で拭くときに、拭き取ったゴミをきれいに集めてゴミ箱

に捨てる人もいれば、ゴミはそのまま床に落とす人もいます。拭いた布巾を必ず洗う人もいれば、洗わない人もいます。それらはすべて、きのうや今日のことではなく、時間をかけて自然と身に付いたものなのです。

大人になってからあわてて直そうとしても難しいのですが、子どものときであれば、意外としつけ直しができるものです。ものの食べ方、飲み方、そして食べものとの向き合い方などは、学校で教えることではありません。おうちでお母さんやお父さんが愛情をもって、根気よく教えてあげることです。

つぶやきコラム

ごはんのつくり方　ごはんの食べ方
まさにその人の生き方そのもの
ひとくち食べて　しあわせを感じる

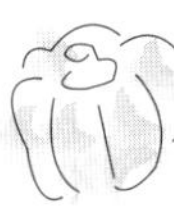

赤ちゃんは、言葉を覚える前からお母さんと会話しています

生まれたばかりの赤ちゃんは、誰が教えるわけでもないのに口を動かしてお乳やミルクを飲みます。生きようとする力がそうさせるのですね。

私は子どもを母乳で育てましたが、授乳しているときでも、まだ言葉を覚えていない赤ちゃんとの会話の時間のように感じていました。おだやかな気持ちでお乳を飲ませると、子どもも安心した表情でおだやかに飲みますが、少し急いでいたり、バタバタしながら飲ませてしまうと、子どもも不安そうにして落ち着いて飲んでくれません。赤ちゃんはじっとお母さんのことを観察しながら、お母さんの気持ちも愛情もみんな吸収し、それらをしっかり自分の心に受け止めているのです。

赤ちゃんが離乳食を口にするようになると、ひと口食べてはうれしそうに、小さな手や足をバタバタと動かします。「おいしいね、もっとちょうだい」「ごちそうさま、またちょうだいね」と、精一杯の意思表示をしているのです。そんなときにお母さんは「うん、うん」と必ず相づちを打って、答えてあげることが大切です。子どもに対して無関心な親と、親に対して無関心な子どもの、冷めた関係ができ上がらないように、心を通わせてあげてください。

できれば離乳食は、お母さんが食べているのと同じものを、柔らかくしたり、潰して消化しやすいようにして与えてあげましょう。「今日はこんなのを食べてるのよ。おいしい？」と、笑顔で声をかけてあげてください。赤ちゃんは赤ちゃんなりに、自分が家族の一員であることを認識しながら心が育つのです。

赤ちゃんはお乳を飲みながら、離乳食を口にしながら、脳や身体でたくさんのことを覚え、吸収しています。しあわせな気持ちで口にしたものは「好き」と記憶し、不安な気持ちで口にしたものを「嫌い」と記憶して、好き嫌いがはじまります。

人は生まれてから年老いてもずっと、命が続く限り、口を動かしてものを噛み、食べながら、そして会話をしながら、たくさんのことを吸収して生きていくのです。

おいしい生活が送れますように……

私たちは、「おいしい」という言葉を日常的に使っていますが、日本人のいう「おいしい」にはいろいろな意味が含まれているように思います。食べたものの味がよかったときには、もちろん「おいしい！」といいますが、味だけでなく、その場の雰囲気や、食べる人の気分なども大きく影響するのではないでしょうか。

たとえば、目の前に極上のトロのにぎり寿司が山ほどあったとします。それをひとりで黙って食べながら、「おいしい」という感想はあまり出てこないような気がするのです。けれど、まったく同じトロのにぎり寿司を、好きな人たちと一緒にひとり1個ずつ食べたときは、「おいしいね！」と素直に感じます。

そういえば、私がつくった料理を、夫や子どもたちがおいしそうに食べてくれる姿を見ていると、それだけでお腹がいっぱいに感じるようなときがありました。また、そんな家族の姿を見ながら、「一回だけでいいから、おいしい料理を私ひとりで全部食べてみたい」……ふと、そんな願望のようなことを感じる瞬間も何度かありました。しかし不思議なもので、いざ、自分ひとりになったときに、「よし、今日は誰もいないから、私ひとりでおいしいものをお腹いっぱい食べるぞ！」という気にはならないのです。

また、私たち日本人は、料理の旬や風味や香り、趣きなども、繊細に敏感に感じ取る感性を持つ民族です。季節に関係なく冷凍された料理をレンジで温めて、温めた容器のままテーブルの上にドンと置かれたとしたら、それがいくら好きな味であったとしても、心からの「おいしい！」には至らないように思います。

味のよさだけではなく、満足感が得られて、楽しくて、雰囲気がよくて、気が利いていて、何かしあわせな気分になれて、そこではじめて「おいしい！」という感想に辿りつくのでしょう。

立派なおうちに住んで、高級ブランドの服に身を包み、高級食材を使った料理を毎日並べる生活に憧れる気持ちは、誰にもあるかもしれません。しかし、まずは家族や仲間とひとつの食卓を皆で囲み、素直に「おいしいね！」と笑顔でいい合える、そういうおいしい生活を大切にしたいと思います。

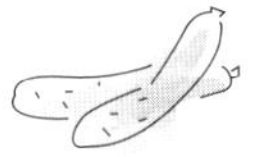

我が家の台所や食卓が感動のイベント会場になる

今の時代、核家族が多く、立派な台所を少人数の家族で使っているおうちも多いのです。せっかくのお休みに家族が勢揃いするのなら、たまにはおうちの台所を使った、楽しい企画を考えてみてほしいと思います。家族で料理することをイベントにすればいいのです。いつもの食事よりも少し贅沢なものにするもよし、家族全員が参加してひとつの料理をつくるもよし。皆でロールキャベツを巻いたり、餃子を包んだり、何でもいいのです。場合によってはお菓子づくりでもいいでしょう。

お母さんがつくった料理が食卓に並んでから家族が集まるのではなく、たまには、料理ができ上がっていくすべての過程を、家族みんなで囲むというのも楽しいものです。ささやかなことかもしれませんが、子どもにとってそういう時間は一生の思い出として、心のなかの宝物になるはずです。

以前、臨月を迎えて教室に来ることができない生徒さんがいらして、お見舞いも兼ねて、私が出向いて料理を教えましょうということになりました。食材を準備してその方のお宅に伺うと、ご家族も一緒に私を待っていてくださり、料理が一品できるたびに子どもも大人も、みんなで大喜びしてくださいました。料理ができ上がる過程を家族みんなで囲んで楽しむ素晴らしさに、改めて感動しました。

今では、『食育』という言葉が一般的に知られるようになりましたが、「食」について教える最適な場は家庭だと思います。心を開き、いちばんリラックスした状態で料理をして、その料理を食べ、何でも素直に話せる場は、学校の教室でもレストランでもなく、我が家の台所や食卓だと思います。

つぶやきコラム

料理の腕も　特別な食材もいりません
大事なことは
自分自身がごはんをつくり　自分自身が楽しい気分になること
そうすると　まわりのみんなも楽しくなる

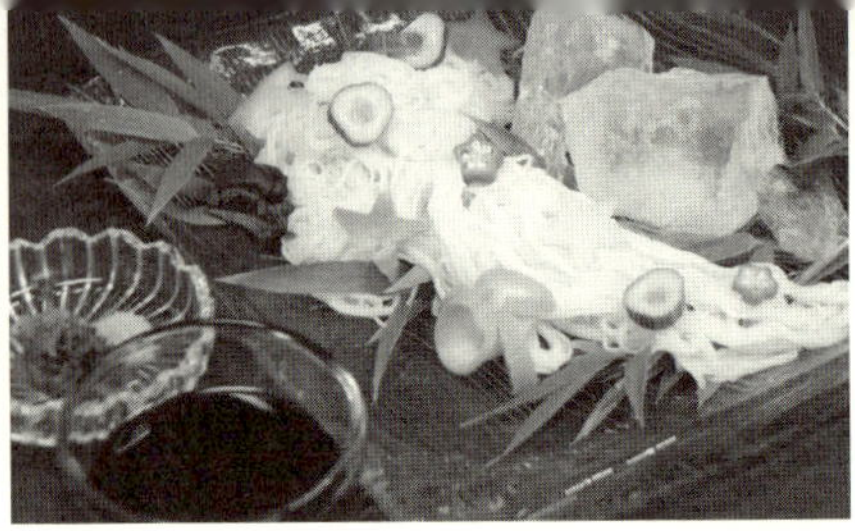

ちょっとした季節感の演出で、子どもの感性は豊かに育ちます

学校、幼稚園、保育園などの給食指導や、料理講習をさせていただく機会がありもます。子どもたちが給食の時間を楽しみにして、出された給食をよろこんで食べるためのアイデアを出し合ったり、情報交換をする大切な場です。

日本には暦の節目を区切る「節句」があり、それを祝う行事もたくさんあります。昔はそういった風習を家庭でも大切にしていましたので、子どもたちも季節の移ろいを自然に感じ取りながら生活していました。私は、そういった季節ごとの趣を少しでも給食に活かせないかと考えています。

たとえば、7月の七夕には何がいいかなと考えて、料理は、流れる天の川を連想させるそうめんにしてみようとか、天の川を飾るのはやはりお星様がいいので、輪切りにしたオクラを載せてみようなど……。オクラだけでは色が寂しいので、夏野菜のトマトやパプリカも載せて華やかにしてあげよう……。見た目にも涼しそうな雰囲気が出るし、おうちで食べるいつものそうめんとは、少し違う趣を感じてもらえるのではないかなと、そういうことを提案させてもらいます。

給食として子どもたちの前に出すときには、先生や保育師さんたちに、「今日は七夕だから、天の川のお料理よ」と、必ずひと言お話ししていただくようにお願いします。たったそれだけで、子どもたちにとってはその日が特別な日になり、目の前の給食が特別なお料理に感じられるわけです。

そういうアイデアは先生たちからもとてもよろこんでいただけます。「今回は七夕でしたが、十五夜の給食はどんなのがいいですか？」と、次の宿題をいただいたりもします。

私も、「十五夜といえばお月さんなので、丸いおだんごに黄色いきな粉を振って出してあげましょう」。敬老の日が近付いてきたら、子どもにもつくれそうな簡単なお料理を出して、「もうすぐ敬老の日だから、このお料理をおじいちゃんとおばあちゃんにつくってあげるといいね」と、先生から話してあげてください……と、そういう提案もしています。

四季に恵まれた日本だからこそ、豊かな感性と神経の細やかさを、子どもたちにも伝えたいのです。

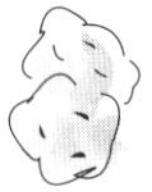

自分が育てた野菜を食べる感動を教えてあげたい

我が家のすぐ裏を、竹田川が流れています。今はきれいに護岸工事をして、コンクリートで固められているのですが、昔は土の土手でした。放っておくとすぐに草が生えてしまうので、草取りをして、畳2枚から3枚ぐらいのスペースにジャガイモを植えてみました。ご近所さんからは、「そんな土に植えても育たないよ」と笑われたのですが、それでも私は、子どもたちにジャガイモを育てる経験をさせてあげたくて植えました。すぐ横には、枝豆や落花生（ピーナッツ）も植えてみました。

子どもたちがなんとか育てたジャガイモや枝豆を収穫して食べてみると、ちゃんとジャガイモや枝豆の味がするのです。さほどおいしくなくても、おいしく感じられるのです。

決して水はけのいい土ではなかったので、キュウリやトマトやナスはプランターに、それぞれ1本ずつ植えました。花は咲くけど実が付かないなと思っていると、「1本ずつじゃダメよ。2本、3本は植えないと……」と、教えてくれる方がいて、子どもたちだけではなく、私もいい勉強になりました。

そうやって、野菜を自分たちで育ててみてはじめて、水をあげなかったら枯れてしまうし、逆に大雨が降って水浸しになってしまっても、育たないということを勉強しました。農家の人たちが天候と相談しながらどれだけ手間ひまをかけて、おいしい野菜を育てているのかということを、頭だけでなく自分たちの体験から理解できるようにもなりました。

野菜をただ食べるだけでなく、育ててみることで、植物が生きていることを実感したのです。そうすると、子どもというのは不思議なもので、野菜の気持ちになって考えてみようとするのです。自分がどうしてあげたらジャガイモさんがよろこぶだろうと土をいっぱいかけてみたり、どうしてあげたらトマトさんがおいしくなるだろうとか……。そんなふうに、ものごとを別の側面から考えてみる感性が育ちました。

我が家の小さな畑に野菜がたくさん実りはじめた頃、ご近所さんたちも、次から次へと野菜を植えはじめていました。

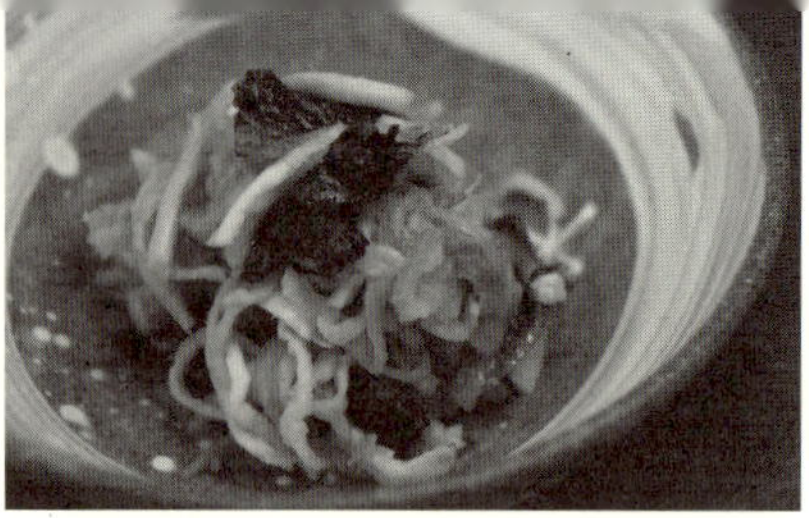

感謝の気持ちがあれば、食べものを無駄にはできません

私は6人兄妹の5番目でしたので、実家の両親は、私が嫁いだときにはそこそこの高齢でした。けれど、自分が一生懸命に育てた野菜を娘にも食べさせてやりたいと思ってくれていたようで、いつも自転車にたくさんの野菜を積んで、ヨロヨロしながら届けてくれました。

農薬を使って育てるわけではありませんので、畑の草取りだけでも、両親にとっては大変なことです。たとえ見た目はきれいな野菜でなくても、一生懸命つくった親の気持ちを少しも無駄にしてはいけないという思いが私のなかには常にありました。それは今でも変わりません。ダイコン1本をとっても、皮の部分も、葉っぱの部分も、何かに使えないだろうかと考えて、まず捨てることは考えないようにしています。

たとえば、ダイコンの皮はちょっと天日干ししておけば、とても甘くなりますから、その甘くなった皮を煮たり漬け物にすると、生で食べるのとはまた少し違って歯ごたえが生まれ、とてもおいしいのです。お日様の力はすごいなと実感します。葉っぱの部分なら刻んで炒めてごはんに混ぜて、菜っ葉めしにしてもおいしいし、塩漬けや酢漬けにしておけば保存もできます。あと、葉っぱを干しておいて、漬け物を漬けるときに蓋のように上に載せておけば、そこからビタミンやミネラルも出てくるし、旨味も出てきます。ダイコンの葉っぱだけでなく、柿の皮などを入れれば、漬け物にやさしい甘味が加わったりもするのです。料理の知恵ですね。

さらに、野菜が活躍するのは台所だけではありません。干したダイコンの葉っぱを手拭いやガーゼに包んでお風呂に浮かべれば、「干葉湯《ひばゆ》」といって、体を芯から温めてくれる入浴剤にもなります。

今の時代、ものが豊富にありすぎて、「もったいない」とか「贅沢」という感覚がどんどん薄れてしまっているように思えてなりません。目の前にある食べものを口にするために、その背景でどれだけの人が汗を流したのかを想像することは、忘れるべきでないと思うのです。もちろん、お日様に対する感謝や、雨に対する感謝も忘れたくありませんね。

第3章　健康・伝統・食の知恵、日本って素晴らしい

食べるということは命をいただくということ

本来、私たち人間が口にするのは、すべて生きている命あるものです。お米であれ、野菜であれ、魚や肉もすべて、命の宿るものでした。食べるということは、命をいただくということにほかなりません。

日本人は箸を持つ前に「いただきます」と挨拶をします。その短い挨拶のなかには、「あなたの尊い命を私の命に替えさせていただきます」という、とても大切な感謝の心が込められているのです。そういう挨拶からもわかるように、日本人は心で食べものをいただいてきたのだと思います。

料理をするときにも、常に食材に対する感謝の心を持っていますので、手間をかけ、工夫をして、ひとつの食材も余すところなく、少しの無駄も出さないように努めてきました。そうした感謝の心が、日本の美しい食文化を築いてきたのです。

農作物を育てて採る人の心、漁に出て産物を獲る人の心、それらを運び届ける人の心、それらを料理する人の心、そして、食べる人の心。そうした心と心をつなぐことで、日々のありがたい食生活が営まれ、日本の豊かな食文化があるわけです。

生活様式の変化から、日本でもテーブルで食事をすることが一般的になりつつあります。しかし、もともとは正座をして、姿勢を正して食事をしてきた民族です。福井には禅宗の本山でもある永平寺がありますので、とくに私たちは幼い頃から座禅を習い、食事のときの姿勢についても、とても厳しくしつけられました。

だらしない姿勢で食事をしてはいけないということに対して、その背景には、食べものに対しての感謝や、そこに関わってくださった多くの方たちへの感謝が姿勢に込められるべきであることを、子どもながらに知っていたから、少しの疑問を抱くこともなかったのです。

たとえ、椅子とテーブルで食事をすることがあたりまえになったとしても、日本人が食物や料理と向き合ってきたまっすぐな心は、失ってはいけないのではないでしょうか。

野を見て畑を見て、季節の移ろいを感じられる国

世界中を見渡しても、日本ほど季節の変化に富み、豊かな四季に恵まれた国は、あまり多くないのではないでしょうか。

春になると朝早くから、「ちょっと山に行ってきます」と出かけた人が、お昼にはたくさんの山菜を採って帰ってきます。「採れ立てだから食べてね」と、ご近所さんと旬の恵みを分け合うのです。いただいたゼンマイなどは、保存できるようにしっかり干して、ありがたくいただきます。

秋になると、昔はおいしいキノコがたくさん採れたものです。マツタケも今ほど貴重品ではなく、新鮮なマツタケをいただいた日などは、焼いてお醤油をかけて食べたり、すき焼きに入れたりもしました。シイタケやシメジなども天然のものは味が濃く、味噌汁に入れても本当においしいのです。

農産物ではありませんが、田舎の農家などでは卵も、毎朝産みたての新鮮なものを食べたものです。家族が栄養を得るためにニワトリを飼い、夏には捕まえたバッタやイナゴなどを食べさせて、「おいしい卵を産んでちょうだいよ」

と願ったものです。

今のように食品を長期保存する技術がなかった頃は、季節ごとの旬の恵みをとれ立てでいただくのが普通でした。唯一、寒い冬だけは農産物が少ないので、実りの秋に採れたものを漬け物にしたり、干したりして保存しました。

もちろん、どれも昔の話ですので、若い人たちにはなかなか想像がつかないかもしれません。けれど、そういった季節ごとの旬を常にとり入れて料理することや、新鮮なものを塩や糠《ぬか》や味噌などに漬け込んで保存するといった暮らしの知恵があったからこそ、今の日本の家庭料理があるわけです。

山に新緑が芽吹きはじめれば「山菜の季節がきたなぁ」とか、通りがかった畑に何かの花が咲いていれば「またジャガイモの花の季節だわ」「もうすぐエンドウのおいしい季節ね」……と、それらを見ているだけでも心が躍るのです。

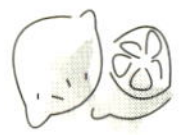

家の庭に梅の木や柿の木があった理由《わけ》

みなさんは、「柿が赤くなれば医者が青くなる」ということわざをご存知でしょうか。地方によっては、お医者さんが青くなる条件が「ミカンが赤くなれば……」であったり、「柚子が黄色くなれば……」であったりもするようですが、意味はどれも同じで、実った旬の果実を食べてその栄養を上手に利用すれば、病気知らずでお医者さんは廃業に追い込まれるというものです。

今の時代でも、冬になれば風邪の予防のためにミカンやレモンをたくさん食べて、ビタミンCを補おうと考える人は少なくありませんね。

昔は、少し広いお屋敷には必ずといっていいほど、庭に梅や柿、ビワ、イチジク、ザクロなどの木を植えていました。どれもみな薬効のある植物たちです。たとえば、梅の実には解毒、抗菌、疲労回復などの効果があり、柿の実にはウイルスに対する抵抗力を高める効果や防腐効果があるといわれています。また、ビワは葉や種にも薬効があり、ビワの葉の温熱灸などは今でも有名です。柿が抵抗力を高めてくれるのなら、確かにお医者さんは暇になってしまいますね。

「桃栗三年、柿八年」ということわざもあるほど、柿は実を付けるまでに長い年月を要するといわれます。また、イチジクの木などは虫が付きやすいので嫌う人も多いと聞きます。それだけ時間と手間をかけても果実を育て、家族の健康を守りたいと願ったのでしょう。そこには間違いなく、植物や食物に対する敬意や感謝の念があったのだと思います。ちなみに、庭に木を植えるほどの土地がない人でも、昔は川土手や空き地などに自生するヨモギやドクダミなど、薬効のある野草をあたりまえのように家族の健康に役立てたものです。

福井県では今、特産品としてイチジクの栽培に力を注いでいます。ジャムやコンポートに加工したり、ケーキや焼き菓子の素材としても使われています。イチジクだけでなく、最近は柿やビワなど、日本に古くからある果実を使った料理やお菓子も人気を集めています。薬効を持つ果実たちの今昔エピソード、とても興味深いですね。

昔の人も食と健康をしっかり関連づけていました

福井の人たちは古くから豆料理を好み、大豆の消費量は全国でもトップクラスです。郷土料理のなかにも大豆をつかったものは多く、豆ばかりでなく、大豆からつくった油揚げなどもよく使います。

今の時代、日常的にお肉をいただいてタンパク質を摂りますが、昔はお肉というと特別な日でないと食卓に上がることはありませんでした。そのため、寒い冬は油揚げをたくさん食べて、脂肪やタンパク質を補ったわけです。お肉にも負けない栄養が油揚げにあることを、誰もがちゃんと知っていたのでしょう。

また、福井をはじめとする北陸地方では、浄土真宗の開祖である親鸞上人の命日の前後に「報恩講」という仏事が催されます。人々は親鸞上人と、北陸の地に浄土真宗の教えを広めた蓮如上人への親しみと敬意を込めて「ほんこさん」といい、一般の家庭でも油揚げや豆を使った精進料理をつくりました。

報恩講と並び、福井の人たちは「天神講」も大切にしてきました。学問の神様として知られる菅原道真公を偲び、1月25日の命日に、家の床の間に道真公の絵が描かれた掛け軸をかけてお祀《まつ》りする風習です。

福井では、この天神講のときに焼いたカレイをお供えして、そのお下がりを家族皆でいただくという伝統が今でもあるのです。豊かな海に面した福井県では、お祝い事や法事のときなどのお膳にも、タイと並んでカレイがよく登場します。冬場のカレイは脂がのって栄養満点なので、いちばんおいしい時季のカレイを姿のままで、道真公にお供えしたのだと思います。

毎年、寒い時季になると、「もうすぐ、ほんこさんやね」「また、天神講の時季やね」といった会話があちこちで聞かれ、油揚げや脂ののったカレイを食べて、寒さに負けない身体をつくったのです。

つぶやきコラム

ごはんを炊いて　野菜を切る　そこに言葉は何もないけれど
気持ちは　気分は　……　自然と悩みが消えていく

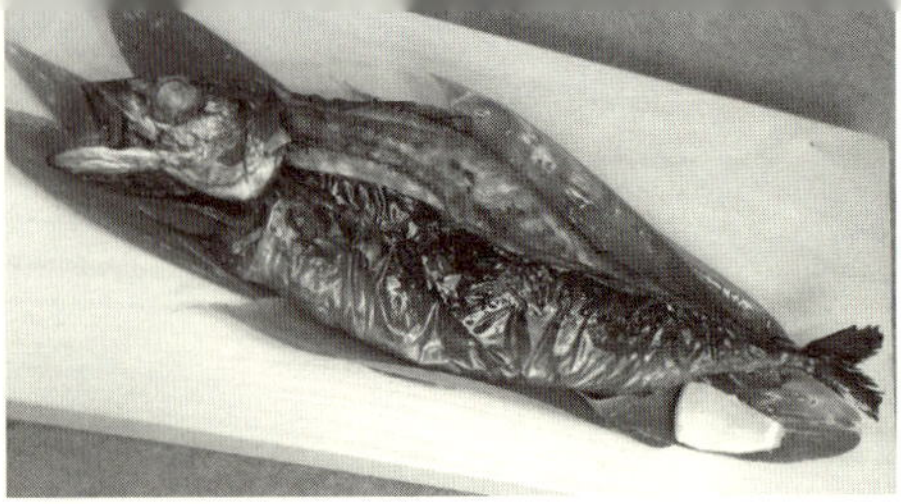

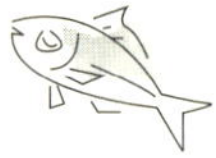

暦を彩る旬の料理

7月になるとすぐ、暦の上の七十二候のひとつ「半夏生《はんげしょう》」があります。田植えも終わり、本格的な夏のはじまりの時季です。半夏生には、地域によって違いがあるものの、特別な食べ物を食べる風習が日本全国にあります。タコを食べる地方や、うどんを食べる地方などもあるようですが、ここ福井では半夏生といえばサバ。焼いたサバを姿のままいただく風習が昔からありました。

若狭や越前では昔からサバの水揚げが多く、土地によっては年貢としてサバを納めたりもしたようです。いい伝えによると江戸時代、大野藩の藩主が漁村の年貢軽減と、田植えで疲れた農民の栄養を補うために、サバを食べることを推奨し、それを聞いた町の魚屋さんが半夏生の日に焼きサバを売り出したということです。

今も、福井では7月2日になると、魚屋さんはもちろん、スーパーやデパートの食品売り場にも、「はげっしょサバ」という丸焼きのサバがところ狭しと並ぶのです。

夏の風物詩でもあり、やっぱり旬のはしりを迎えたサバを今年もいただきたいという気持ちで、大勢の方が「はげっしょサバ」を買って帰ります。

家族が多ければすぐに食べてしまうのですが、一度には食べられないという方もいらっしゃるので、料理教室でも焼きサバのいろいろな食べ方を紹介するようにしています。

ホクホクした身のおいしいところはそのままいただき、骨に付いた身はほぐして、お米と一緒に炊き込むサバごはんといった食べ方もあります。同じく、ほぐし身と刻んだショウガにレモン汁をかけて、それを寿司めしに混ぜると焼きサバの混ぜ寿司になります。

半夏生の頃というのは、はしりのサバが出はじめるのと同時に、ショウガやミョウガも採れる時季です。「サバはニオイが気になる」という人もいるのですが、焼きサバは決して生臭くありません。ショウガやミョウガ、レモン汁などと上手に合わせれば、夏の旬を活かしたサッパリした一品に仕上がります。

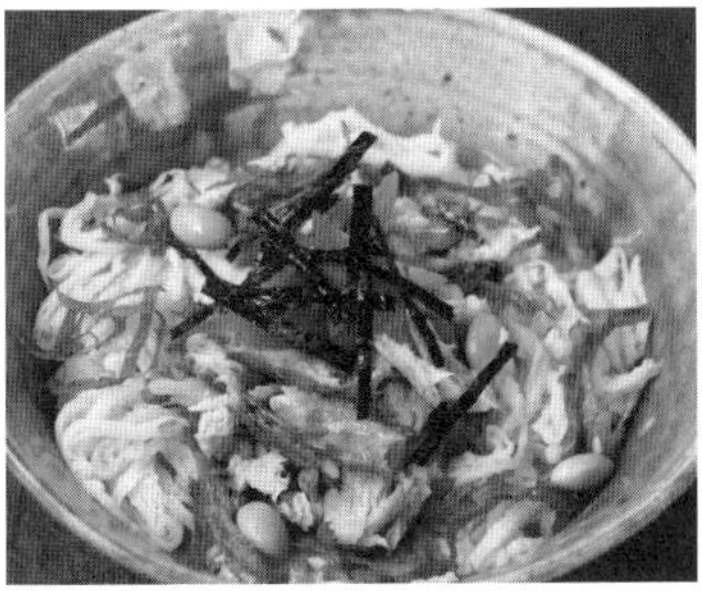

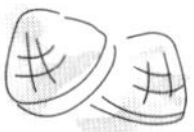

知っておきたい、身体にやさしい食事の時間

朝ごはんを抜く人が多いというお話しは別のページ（84ページ）でもしましたが、朝にごはんやパンをしっかり食べなければならない理由は、朝食に摂った炭水化物がエネルギーになって脳にも栄養を運び、脳の細胞をスッキリ目覚めさせてくれるからです。つまり、朝ごはんを抜いてしまうと、脳が目覚めていない状態のまま、学校や職場に行くことになり、午前中の勉強や仕事の能率がまったく上がらないわけです。ダイエットのために朝は野菜のスムージーだけで……というような方もおられますが、午前中の勉強や仕事をはかどらせるためにも、朝食にはどうしても炭水化物が必要です。

私たちの身体は、もし、朝の7時に朝ごはんを食べたとしたら、だいたい昼の12時頃にはお腹が空くようになっています。ごはんは約5時間で消化され、パンは約3〜4時間といわれているからです。昼ごはんを12時に食べると、次にお腹が空くのはだいたい夕方の5時頃です。ただし、日本人の生活を考えたときに、午後5時に晩ごはんというのは難しいですね。それで、一般的な晩ごはんの時間を午後7時に想定して、昼ごはんと晩ごはんのちょうど真ん中あたりの午後3時頃を、おやつ（間食）の時間と考えるようになりました。

午後7時に晩ごはんを食べたあと、また5時間後にはお腹が空いてしまいますので、身体のリズムを考えるとお腹が空く手前の時間、遅くても夜の11時頃には眠りに就くというのが理想的です。もちろん、夜、眠っている間も私たちの身体の細胞は働いていますのでエネルギーは消費します。しかし、規則正しい食生活を送っていると5時間分ほどのエネルギーの蓄えは身体のどこかにあるので、寝ながら空腹を感じることはありません。翌朝になってちょうど目が覚める頃に、ほどよい空腹感が再び訪れるのです。

ただ単に、お腹が空いたからごはんを食べて満腹感を得るという生活を送るのではなく、身体のリズムを理解したうえでごはんを食べる習慣を身に付けましょう。身体にやさしい、身体がよろこぶ食生活です。

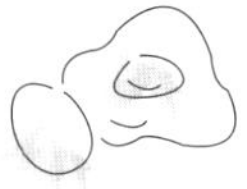

歯の構造を知れば食べるべきものが見えてくる

人間（成人）の歯は通常32本で、４本の犬歯《けんし》、８本の切歯《せっし》、20本の臼歯《きゅうし》で構成されています。犬歯は肉や魚などを切り裂くための尖った形をしていて、切歯は野菜などを噛み切るための薄い刃のような形、そして臼歯は穀物や豆などを擦り潰すための臼《うす》のような形をしています。本数の比率でいうと、犬歯１：切歯２：臼歯５となり、これはそのまま私たち人間の食性を意味しているのではないかといわれています。つまり人間が食べるべきものの比率として、肉や魚が１に対して、野菜が２、米や豆などの穀物が５というわけです。とくに私たち日本人は米を主食にする民族ですので、頷《うなず》ける説だと思います。

日本では厚生労働省や歯科医師会の推進する「８０２０運動」が、２０００年にはじまりました。80歳の時点で自分の歯を20本残しましょうという運動です。学校や幼稚園でも歯磨きの指導をするようになったおかげで、若い人たちの歯磨きへの意識はずいぶん高まっているようです。昔に比べて人間の寿命が延びてきた背景には、歯を丈夫に保つ意識が高まったことも関係しているように思います。日々の食事でカルシウムをじゅうぶんに補い、歯医者さんでの定期点検も大切です。

最近は入れ歯の質もずいぶんよくなったと聞きますが、やはり食べものをおいしくいただくためには、入れ歯よりも自分の歯でしっかり噛んで、よく味わいながら食べたいものです。

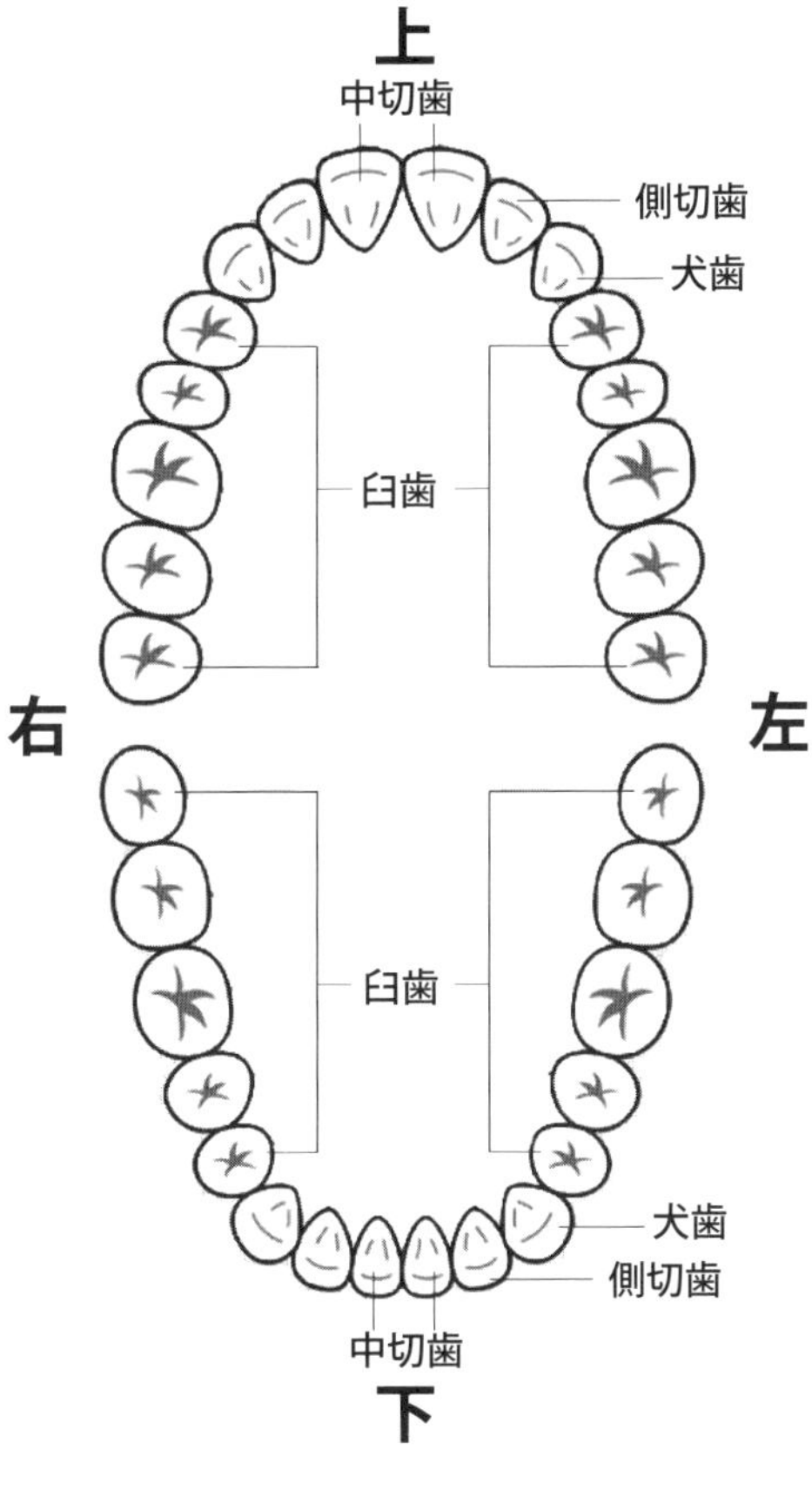

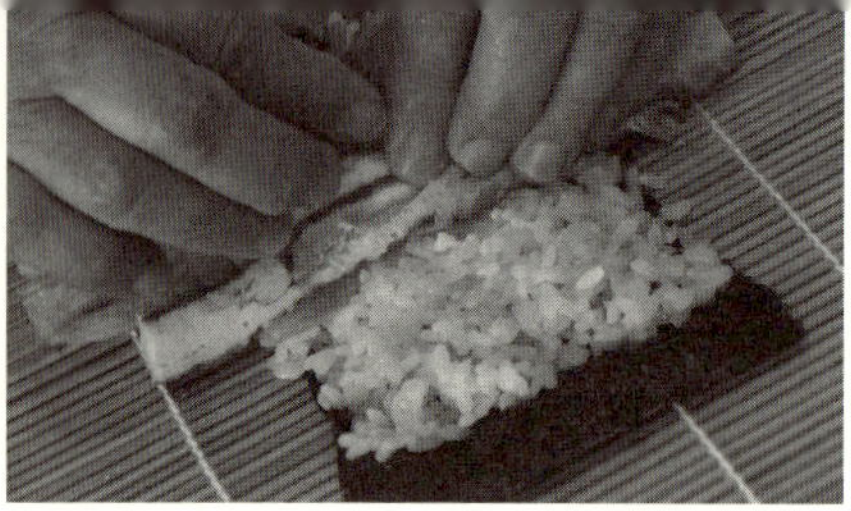

栄養を補えるおやつであってほしい

子どもに与えるおやつはどんなものがいいのか、という疑問を持つお母さんがたくさんおられます。疑問を持って考えるのはとてもいいことですが、つい忙しさに甘えて、「これで好きなものを買って来なさい」と、子どもにおカネだけを渡してしまうこともあるのではないでしょうか。

好きなものを買いなさいといわれた子どもは、高い確率でスナック菓子と甘い清涼飲料水を買います。甘いものはエネルギーになりやすいのですが、エネルギーになるときに身体のなかのカルシウムを消費します。甘いお菓子を食べて甘い飲みものばかりを飲んでいると、知らない間にカルシウムが不足して、キレやすくなったり、常にイライラする子どもになっていくのです。また、カルシウム不足は骨や歯を弱くするので、歩いたり走ったりしているときに転倒しやすく、虫歯も多くなります。

キレやすい子や、学校やおうちで暴力をふるう子が増えて社会問題になっている背景には、身体にとって好ましくないおやつが少なからず影響しているのではないかと、私は考えています。

できるものならば、お母さんは子どもにただおカネを渡すのではなく、ひと手間をかけてあげてください。茹で卵をパンに挟んだサンドイッチと牛乳だけで、カルシウムもタンパク質も補うことができます。サンドイッチをつくる時間がないのなら、ビスケットと牛乳と果物を何かひとつ付けてあげてください。それも無理ならば、冷蔵庫に茹で卵やチーズやヨーグルトなどを常備しておき、「お腹が空いたら食べなさい」といってあげてください。冷蔵庫に甘いジュースは入れておかない方がいいでしょう。牛乳とジュースがあれば、子どもは間違いなくジュースを選びます。

お母さんが仕事で不在のお宅や、どうしても時間がないという場合は、子どもが自分でつくれるおやつを教えてあげるのもお勧めです。たとえば、海苔の上にごはんを敷き、冷蔵庫にあるものをクルクル巻くだけでもいいのです。ソーセージでもチーズでも、キュウリでもレタスでも、何でもかまいません。自分のおやつを自分でつくるという経験が、間違いなく食に対する興味の入口になってくれるでしょう。

時代とともに日本人の顔の輪郭が変化してきたという事実

今、若い人たちはものをあまり噛まずに食べてしまう傾向にあるようです。軽く噛むだけで呑み込んでしまうのです。その背景には、硬い食べものを好まず、柔らかいものを食べたがるため、しっかりと噛む必要がなくなってきているのかもしれません。

そういえば、私が子どもの頃は、おやつ代わりにスルメや干したニシンなどを与えられ、半日かかって1本を食べていたなんていう思い出もあるほど、噛むことが求められる食生活でした。しかし、現代の子どもたちはどうでしょうか。コンビニなどで売られているおやつでは、ゼリーやプリンなどが種類豊富に並んでいますし、本来、歯のないお年寄りや、噛む力の弱い人たちのために開発されたゼリータイプの飲みものが、若い女性たちの間で大人気なのだそうです。

おかげで、最近の日本人は、顎《あご》のほっそりした顔が多くなってきたように感じます。昭和の中頃までは、どちらかというとふくよかな輪郭の女性が美人といわれ、男性も顎のしっかりした人が美男子といわれていたのですが、最近は男女ともに顎の細いスッとした顔が美人やイケメンだともてはやされているようです。このまま噛むことが疎《おろそ》かにされて、顎の骨がどんどん弱く小さくなってしまっては大変です。

別のページ（70ページ）でもお話ししましたが、ものを噛むという行為が消化吸収を助けるのはいうまでもありませんが、それだけでなく、顎の骨が脊髄と繋がっているため、噛むことによる振動が全身に伝わり、脳をはじめとする全身の細胞を活性化するのです。つまり、人間いくつになっても、しっかり噛む習慣がついていれば、脳の働きも体の機能も衰えにくいということです。

歯磨きの習慣を促す運動は、学校や幼稚園でも熱心に取り組んでいるようですが、子どもにものをよく噛むことの大切さを教えるのは、やはり一緒に食事をする機会の多いお母さんやお父さんの役目だと思います。今の子どもたちにスルメや干したニシンを与えてもよろこばないとは思いますが、ときには噛み応えのある料理やおやつを出してあげてください。

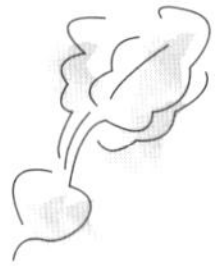

郷土色豊かなお雑煮の魅力

土地の特色が出る料理というものが、どの地方にもあります。なかでもお正月にいただくお雑煮は、郷土の色が濃く感じられる典型的な料理だと思います。福井のお雑煮は、素朴さが特徴です。おいしい米が採れる土地なので、上質の餅米でつくった丸餅と、素朴な野菜を入れた味噌仕立ての雑煮です。

まず、鍋に昆布を敷き、その上に薄切りにしたカブを重ねて丸餅を載せ、水を注いで火を点けます。すると、昆布のいい出汁が出てくれます。味噌は大豆の粒が残っているような素朴な田舎味噌を使います。最初から餅も入れて煮るため、普通ならば餅が鍋底にくっ付いてしまうのですが、昆布とカブを敷いてあるので大丈夫。火を止める前にカブの葉っぱも入れて、餅とカブを一緒に椀に注ぎます。

私の実家では、母が雑煮を煮ている間に子どもたちが鰹節を削り、雑煮の上に載せていただきました。昆布出汁の雑煮に味噌の素朴な香りと、鰹節の削り香がとてもおいしく感じたのを今でも鮮明に記憶しており、私のなかで正月を代表する風味のひとつです。

具は餅とカブだけ。ときには、板付きの紅白かまぼこの紅いほうを薄切りにして、彩りとして入れることもありました。当時の人は餅をたくさん食べました。最近の餅のようなかわいいものではなく、結構大きめの餅をひとりが3個、5個と雑煮にして食べたものです。5個でも決して多くはなかったように思います。

日本中の産物がどこにいても簡単に手に入る時代になりましたが、郷土色豊かなお雑煮の魅力というのは、いつまでも残しておきたいものですね。

つぶやきコラム

昆布はミネラルの宝庫
天然の旨味成分　グルタミン酸やナトリウムがたっぷり
日本料理はやっぱり昆布出汁が基本

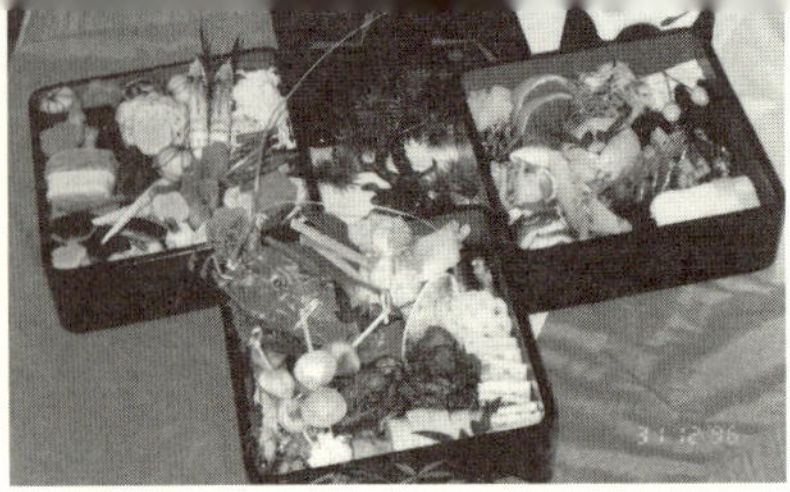

お正月はやっぱりおせちで祝いたい

料理教室の1階で、旬の素材を使って身体によい家庭料理を日替わりでお出しする、ランチカフェを開いています。お客様から「このお料理がとてもおいしかったけど、つくり方は企業秘密ですよね？」という質問をよくいただきます。私は、「秘密にすることなんて、何もありませんよ」と、可能な限りつくり方をお教えするように努めています。

そういう考えでやっていますので、ここ15年ほど、年末になると、おせち料理の予約注文も承ってきました。見た目にはデパートで売られているおせちと変わりませんが、保存料や着色料などを一切使わない手づくりのため、日持ちはしません。元旦に食べていただくことが条件です。

もうひとつの特徴として、おせちを詰める重箱は、それぞれのおうちのものを持参いただき、そこに私たちがご家族の人数分を詰めさせてもらっています。

毎年、年の瀬になると、我が家は家族総出で心を込めて、このおせちづくりに取り組みます。12月31日の朝にすべての料理ができ上がり、午前9時に、ご注文くださった皆さんが受け取りに来られるのです。

おせち料理はつくり方ももちろん大切ですが、料理のひと品ひと品に大切な意味が込められています。たとえば、たたきゴボウには「ゴボウのように細く長く生きましょう」、黒豆には「今年もまめに働きましょう」、伊達巻きには「多くを学び、商いも繁盛させせましょう」、エビの料理には「腰が曲がるまで共に元気で長生きしましょう」……などなど。そういったことをお伝えできる貴重な機会だとも思い、長いお付き合いのある方々を対象にした数量限定で、毎年頑張って続けています。

おせち料理をすべて、おうちでつくろうと思うと、たしかに時間も手間もかかって大変です。しかし、年の初めに家族が揃い、おせちを囲んで正月をお祝いする日本の美しい風習は、これからも伝え残していかなければと願っています。

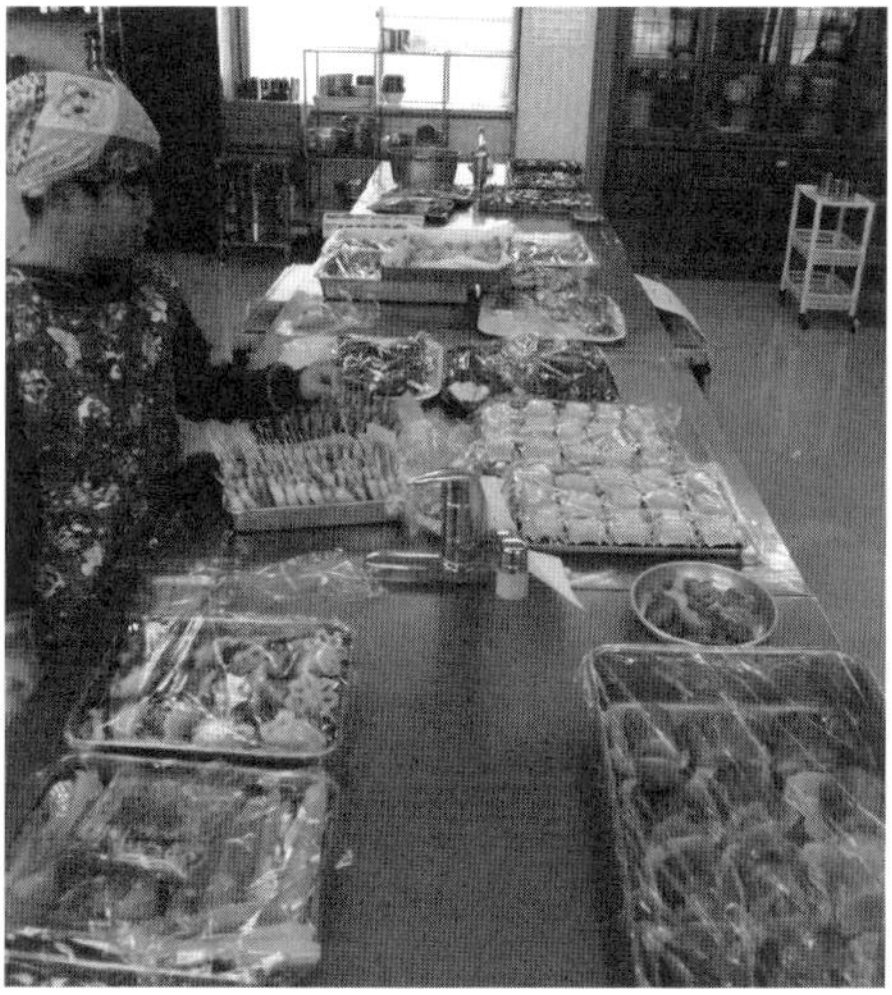

おせちづくりは家族総出で、孫たちも一生懸命に手伝ってくれます

クセがあってもやっぱり郷土食は大人気

福井を代表する郷土食に「へしこ」があります。地元の海で揚がった新鮮なサバに塩をして、糠に漬けて発酵させたものです。

夏の間、寝かせておくのですが、置いておくとたくさんの汁が出てきます。それが発酵がうまい具合に進んでいる証拠です。1年弱ほど漬けて熟成させたあと、糠から取り出せばへしこの完成です。

糠を払ってから食べる人もおりますが、好きな人は糠も一緒に食べます。サバは本当に新鮮なものだけを使いますので、糠から出したへしこはそのままでも食べられます。軽く炙《あぶ》ると香ばしさが出て、日本酒の肴にもピッタリです。結構しょっぱいので、一度にたくさん食べられるものではありませんが、福井では、白いごはんと一緒に毎朝食べたいという人が多く、私もそのひとりです。

2006年、名古屋で開催された愛知万博で、福井の特産品を紹介する催しがありました。1週間限定でしたが、毎朝、会場で福井のお米を炊き、炙ったへしこと、同じく福井の特産である西田梅の梅干しを使ったおむすびをつくったのです。もちろん、塩も福井の天然塩を使いました。へしこのおむすびは数に限りがありましたので、あらかじめ予約をした方だけが召し上がられましたが、予約のために毎朝行列ができていたのにはとても感動しました。

へしこは発酵食品で、炙るときに独特な匂いが出ます。「匂いがダメだわ！」と、苦手に思う人もなかにはおられます。けれど、好きな人は本当に大好きなのです。

全国の方から、「福井のおみやげでへしこをもらったけど、どうやって食べればいいのかがわからない」という声をよく聞きます。いちばんシンプルなのは、炙ってごはんと一緒にいただく食べ方ですが、ショウガの甘酢漬けと合わせて押し寿司にしたり、雑炊やお茶漬けにしてもおいしいです。意外かもしれませんが、チーズと合わせてパスタやピザに入れるのもお勧めです。

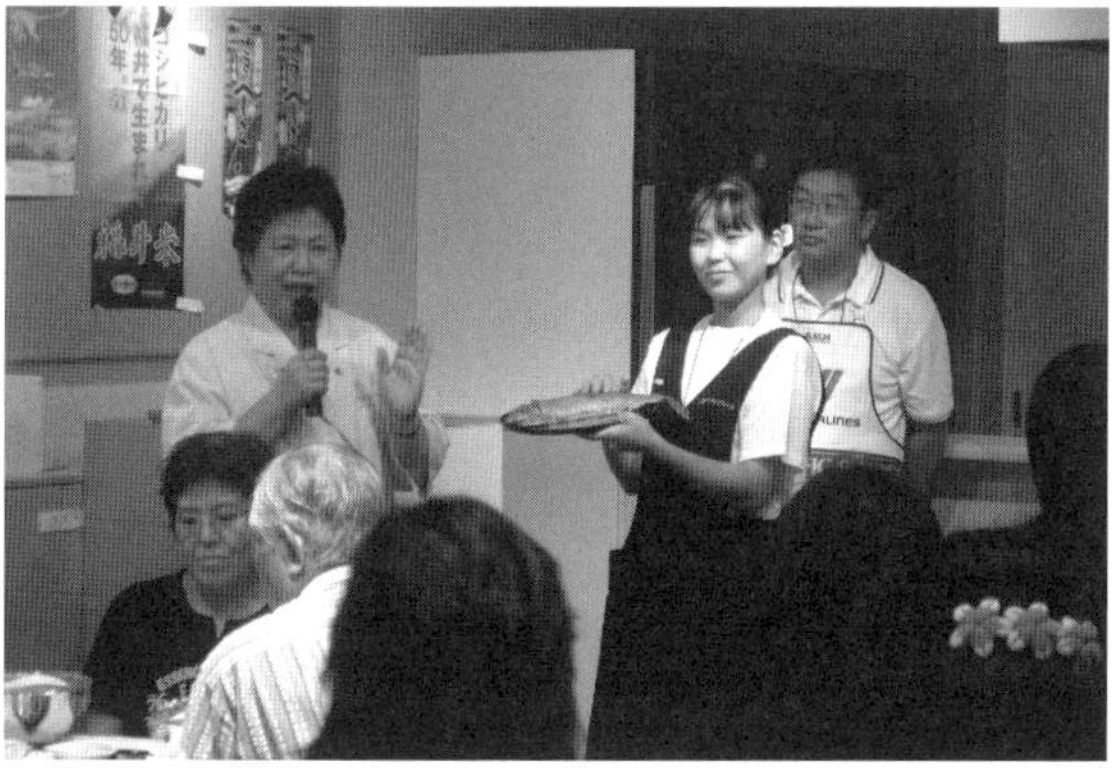

2006年　愛知万博では大勢の人たちが福井の郷土食に舌鼓を打ちました

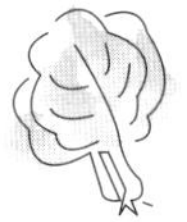

身体も心もあたためてくれた冬の家庭料理

地球温暖化が叫ばれるようになったこの頃は雪の量もずいぶん減りましたが、もともと福井は、結構雪が降る土地でした。昭和38年には「サンパチ豪雪」といって、このあたりにも大変な大雪が降ったのです。家の1階は雪に埋もれてしまい、2階の窓から出入りした記憶があります。

そういった時代、雪の多い期間は、ちょっとした買い物に出かけるのも大変でしたので、豆や乾物や漬け物など、保存の利く材料を使った家庭料理が食卓に上がりました。ほかのページ（110ページ）でもお話ししましたが、福井は昔から豆の消費量がとても多い地域でした。とくに冬場の煮豆は、どこの家庭でもつくるような最も一般的な家庭料理だったのです。

正月の黒豆は、柔らかくふっくらと煮上げることが多いのですが、常備菜としての煮豆は、どちらかというと硬めに煮た大豆を、お箸でひと粒ずつつまんで食べるのが好きでした。柔らかく煮ると、「何これ、お味噌を仕込むときの豆みたい！」と、文句《もんく》をいわれてしまうほどでした。

味付けは、たくさん食べるとクドく感じるほど甘めなのですが、豆と一緒に最初から調味料を入れますので、塩気で豆がキュッと締まるのです。

そのほか、これはおせち料理に入れることもありましたが、昆布巻きもよくつくりました。干したニシンや干したアユと、油揚げを昆布で巻き、それをかんぴょうで結んで煮るのです。油揚げを使うことでコクが出ますし、寒さ対策として脂っ気のあるものがほしいので、冬場の料理に油揚げは欠かすことができませんでした。

今から考えると、当時は質素な料理が多かったように思います。年輩の方はご馳走が並んだのを見て、「あらまぁ、盆と正月が一緒に来たように豪華ね」とおっしゃるのですが、よくわかる気がします。

毎日が盆と正月のような料理では、健康のためにもよくありませんし、「食」に対するありがた味も薄れてしまうように思います。たとえ質素であっても、冬の暮らしのなかから生まれた家庭料理は、身体も心もあたためてくれたのです。

食を通して感じる、想い合う心

福井県の小浜《おばま》と京都を結ぶ昔の街道を『鯖街道《さばかいどう》』と呼びます。若狭湾で水揚げされた豊かな海産物を内陸の京都まで運ぶために使われた物流の主要ルートで、海産物のなかでもとくにサバの量が飛び抜けて多かったことからそう呼ばれるようになりました。

サバは「生き腐れする」ともいわれるほど、傷みの速い魚です。扱い方が悪いと、新鮮なままの生きた状態であっても腐りはじめるのです。そのため、海から揚がったサバはすぐに内臓を取って塩漬けにします。塩漬けのサバを詰めた重い樽を背負った行商人たちは、いくつもの山や峠を越えて京都までせっせと運びました。海に出て漁をするのは男の仕事で、揚がったサバをさばいて京都まで運ぶ仕事は、主に女たちが担っていたようです。

自分の体重よりも重いほどの樽を背負い、来る日も来る日も険しい山道を運ぶ行商人たちの原動力はというと、サバの到着を待つ京都の料理人たちの「若狭のサバはおいしい」というひと言でした。

サバは山を越えて運ばれるうちに塩がなじみ、京都に着く頃にはちょうどよい食べ頃になっていたのです。新鮮で食べ頃のサバを受取った料理人たちは、サバや行商人や漁師たちへ感謝しながら、サバ寿司などのおいしい料理をつくりました。重い樽のなかにはサバだけでなく、想い合う心が詰まっていたのではないでしょうか。サバを届けた行商人たちは、空っぽの樽に京都のみやげ物を詰めて再び若狭に戻りました。

ところで、若狭と京都を結ぶ道は、鯖街道のほかにもいくつかのルートがあり、そのなかには、途中、茅葺き屋根の家々が寄り添うように建つ、京都の美山集落を抜けるルートもあります。私はその集落にある、摘み草料理を出す宿に泊めていただいたことがあります。とても素朴だけれどあたたかみのある、いい宿でした。訪れたのは冬で、夜のうちに雪が深々と降り、朝になると背丈ほど積もっていたのです。立ち往生して身動きが取れないのではないかと不安に思っていると、宿の方がご家族で雪をかいてくださり、道をつくって私たちを送り出してくださいました。

人を想う心が感じられ、いただいた朝の素朴なお料理も何倍にもおいしく感じたものです。

お箸と鉛筆だけは、どうしても右手で持ってほしいのです

子どもの頃、お箸の持ち方が悪いと、親にずいぶん叱られました。おかげで、箸と茶碗の持ち方はきちんと身に付けることができました。

最近、テレビドラマや映画を見ていると、左手で箸を持っている方をよく見かけます。決してそれがいけないことだとは思わないのですが、「あら？」と、一瞬、気持ちが固まってしまいます。「どうして、ご両親は幼いときに直してあげなかったんだろう」と、感じてしまうのです。

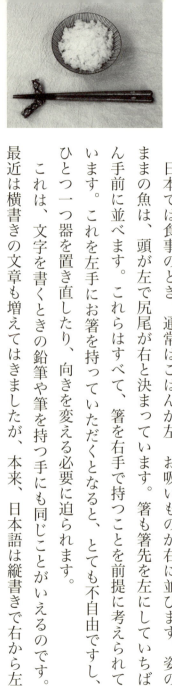

日本では食事のとき、通常はごはんが左、お吸いものが右に並びます。姿のままの魚は、頭が左で尻尾が右と決まっています。箸も箸先を左にしていちばん手前に並べます。これらはすべて、箸を右手で持つことを前提に考えられています。これを左手にお箸を持っていただくとなると、とても不自由ですし、ひとつ一つ器を置き直したり、向きを変える必要に迫られます。

これは、文字を書くときの鉛筆や筆を持つ手にも同じことがいえるのです。最近は横書きの文章も増えてきましたが、本来、日本語は縦書きで右から左へと行が進んでいきます。これを左手に持った鉛筆で書くのはとても難しいことだと思います。

ほかのことは左手でもまったくかまわないと思います。スポーツの種目によっては、左利きであることが大きなメリットになる場合もあります。欲をいえば、右も左も、両方使えればなおよいのです。

しかし、私たち人間にとって、ものを食べることと文字を書くことは、どちらも生きていく上で非常に大切なことです。ものを食べるときには食物に対する感謝、料理した人への敬意などを持つべきですし、文字を書くときにはそこに込められた意味を大切にするべきだと思うのです。大人になってからでは難しいかもしれませんが、子どものうちであればきっと直せます。

せっかく日本人としてこの国に生まれたからには、お箸を持つ手と鉛筆を持つ手だけは右手であってほしい。私はそう思っています。

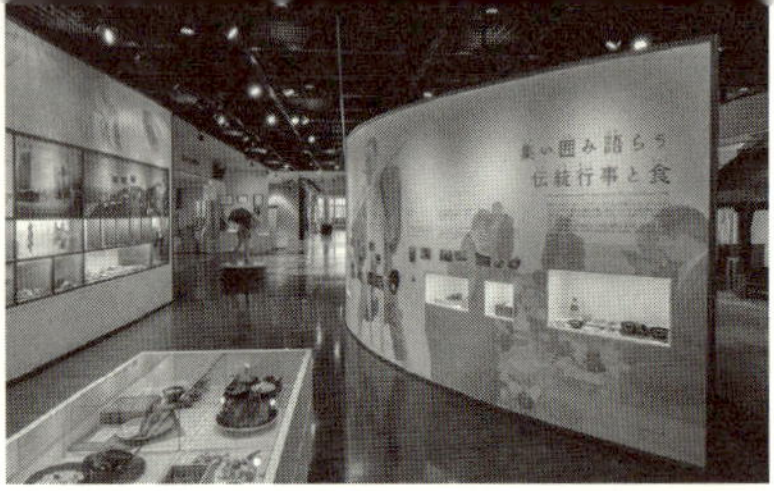

写真提供：２点とも御食国若狭おばま食文化館（小浜市）

福井は日本の食の歴史と深いかかわりがある土地です

福井県の小浜《おばま》市には、「御食国《みけつくに》若狭おばま食文化館」という立派な文化学習施設があります。

『御食国』というのは、あまりなじみのない言葉だと思いますが、古来、天皇の召し上がられる食物（なかでも主に海水産物）を朝廷に納めた国のことをいい、平安時代の文献によると、伊勢志摩、淡路などと並び、現在の小浜を中心とする若狭も、御食国のひとつと記されています。つまり、若狭の国は古くから、海産物や塩などを朝廷に納める土地として、日本の食の歴史に重要な役割を果たしてきました。

また、今でこそ『食育』という言葉が広く知られるようになりましたが、この食育という言葉や、食こそが人の健康や命を養うという『食養』の教えを日本に広めた第一人者ともいえる人物が、じつは小浜の出身なのです。その人物とは石塚左玄《いしづかさげん》（１８５１〜１９０９年）で、明治時代の医師であり、薬剤師でもありました。栄養学がまだ学問として確立していない時代に、食物と心身との関係を理論的に説いたのです。

小浜市は、こうした誇れる食の歴史と、豊かな食材に光を当てることで、全国に先がけて「食のまちづくり」に力を注いでおり、その発信基地として「御食国若狭おばま食文化館」を運営しています。

ミュージアムには、地元、若狭地方や福井の食文化や食材などを、いろいろな観点から知ることができる展示が常設されているほか、日本全国のお雑煮をレプリカで紹介したり、日本を代表する料理、寿司のルーツを紹介するコーナーなどもあります。

また、館内には若狭や福井の新鮮な食材を使い、料理の体験ができるキッチンスタジオなどもあります。子どもからお年寄りまでが「食」を学ぶ場として利用できるようになっており、私も「若狭おばま御食国大使」のひとりとして、いろいろな形でお手伝いをさせていただいています。

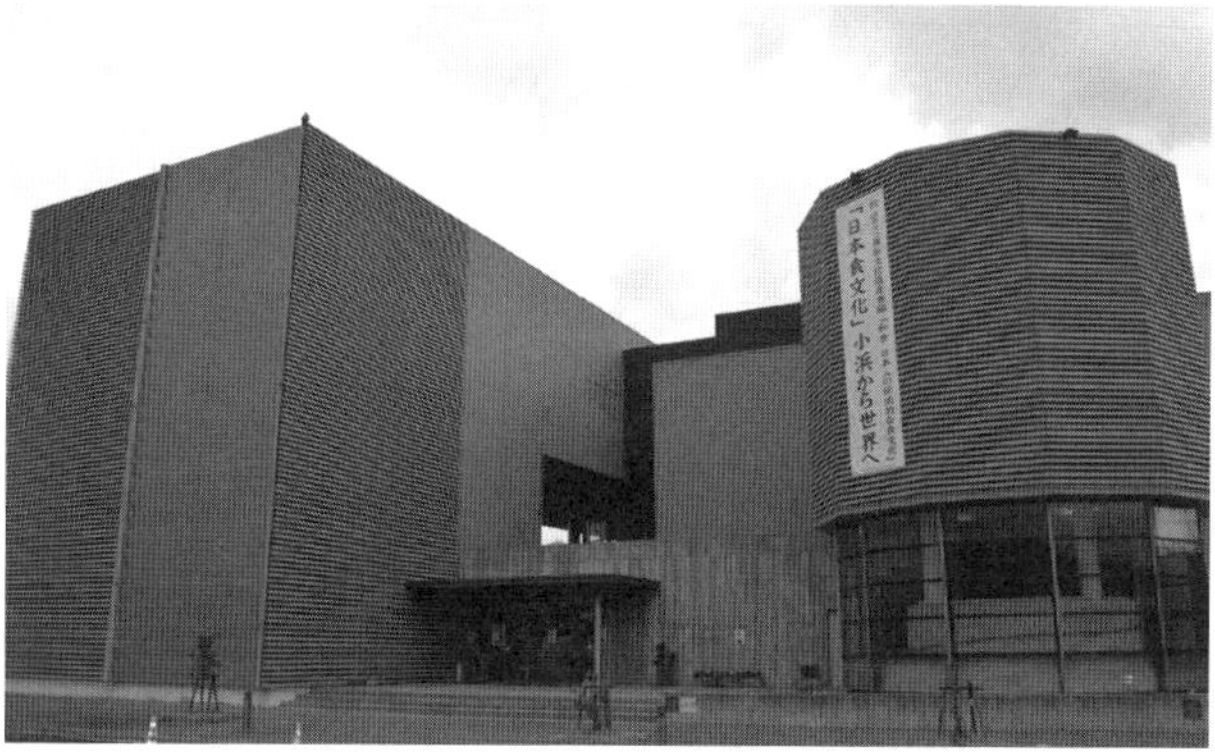

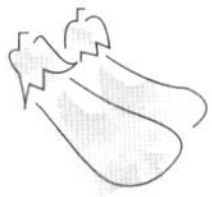

箸は心のはし渡し

私は何かの行事ごとやイベントのときなど、記念品として、大切な方にお箸をお渡しすることがよくあります。

記念の品ということを考えると、桐の箱や金箔を貼った箱などに収めるかたちもあるのかもしれませんが、私はあえて簡素な包みにさせていただきます。お箸というものは、箱に入れて飾っておくよりも、暮らしのそばに置いて、毎日のように使っていただきたいという想いがあるからです。

西洋の方はナイフとフォークを使って食事をしますが、私たち日本人はお膳に並んだ料理を、つまむのも、挟むのも、切るのも、運ぶのも、すべてお箸だけで美しくこなします。それはやはり、日本人の感性が細やかで、神経が繊細だからこそだと思います。

毎日いただく料理に込められた心が、一膳のお箸によって大切にはし渡しされるのです。

「箸は心のはし渡し」
何気ないひと言ですけれど
私の大好きな言葉です。

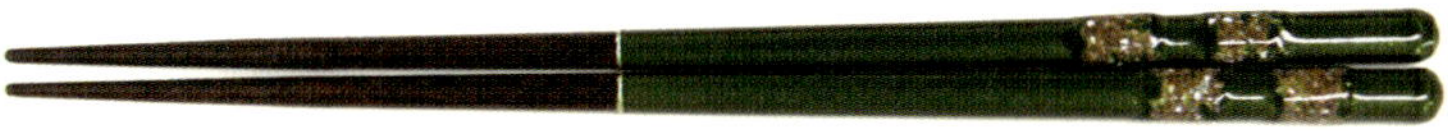

あとがき

「いただきます」と手を合わせ、心も身体も求めている食べものを、無駄なく、おいしく、料理して口に運ぶ。

「あぁ、おいしい」家族と囲む食卓のごちそう！　家庭のなかのしあわせとは、台所や食卓でくつろげる一家団欒《だんらん》ではないでしょうか。

いろいろな方々と出会い、楽しいひとときをいくつもいただき、そうして、支えられてきたこと……。50年の歳月を振り返ると、数えきれない思い出と、それを想う心で胸がいっぱいになります。子どもを育てながらの授業はつらいこともありましたが、それ以上に、多くの方たちとのご縁やお世話があって、今日の私があることを実感しながら、こうして筆を取らせていただきました。

食を通じてこれまで出会えたすべての方たちへ感謝を申し上げます。また、この本をつくるにあたってご縁をいただいた方たち、本づくりに惜しまず協力してくださった教室の皆様や生徒様、そして最後に、この本を手にとってページを開いてくださったおひとりお一人に、心から感謝申し上げます。

２０１６年７月　浅田容子

私がお世話になっている方のおひとりに、家庭生活に基づいた健康を研究しておられる先生がおられます。この先生が当教室の50周年に寄せて、素敵な歌をつくってくださいましたので、ご紹介させていただきます。

料理道《りょうりみち》　**作：真田元治**

福井で生まれて　育ててもらい
思えば束の間五十年
おいしく楽しく和やかに　老いも若きも健康で
暮らせるようにと祈りつつ

花嫁修業は式前夜まで　真剣勝負の料理道
おふくろの味求めつつ　良き妻 良き母めざしつつ
学びの姿　美しく

和食に魅せられ料理道　味噌汁 漬け物 奥深く
お箸に器 盛りつけも　作法 彩り 季節感
日本の心　おもてなし

伝えてゆきますこれからも

伝えてゆきますこれからも

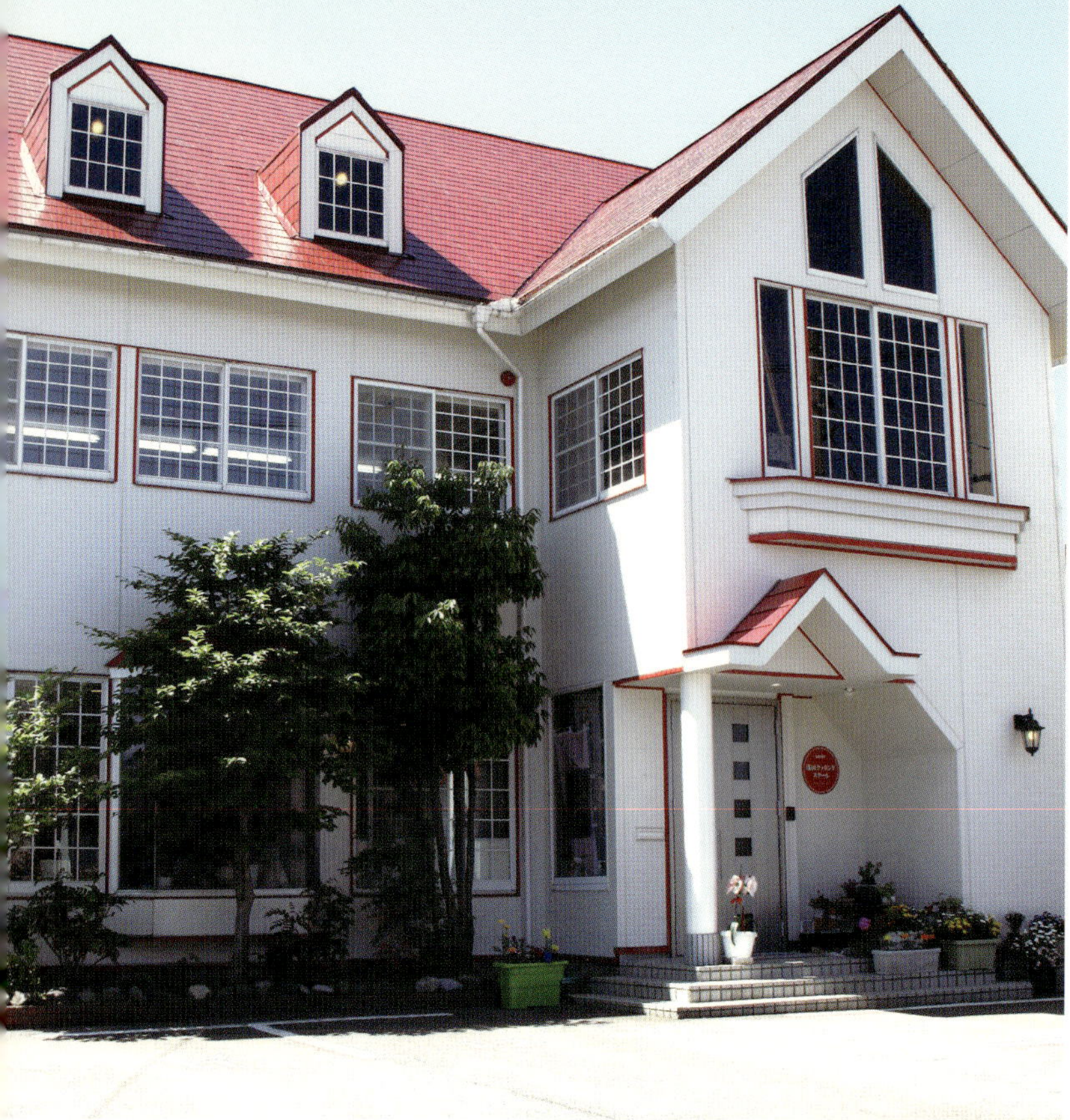
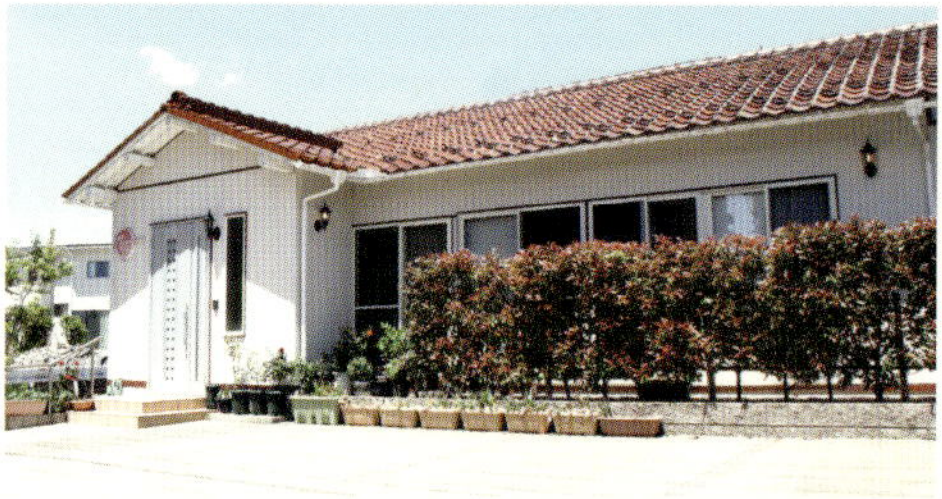
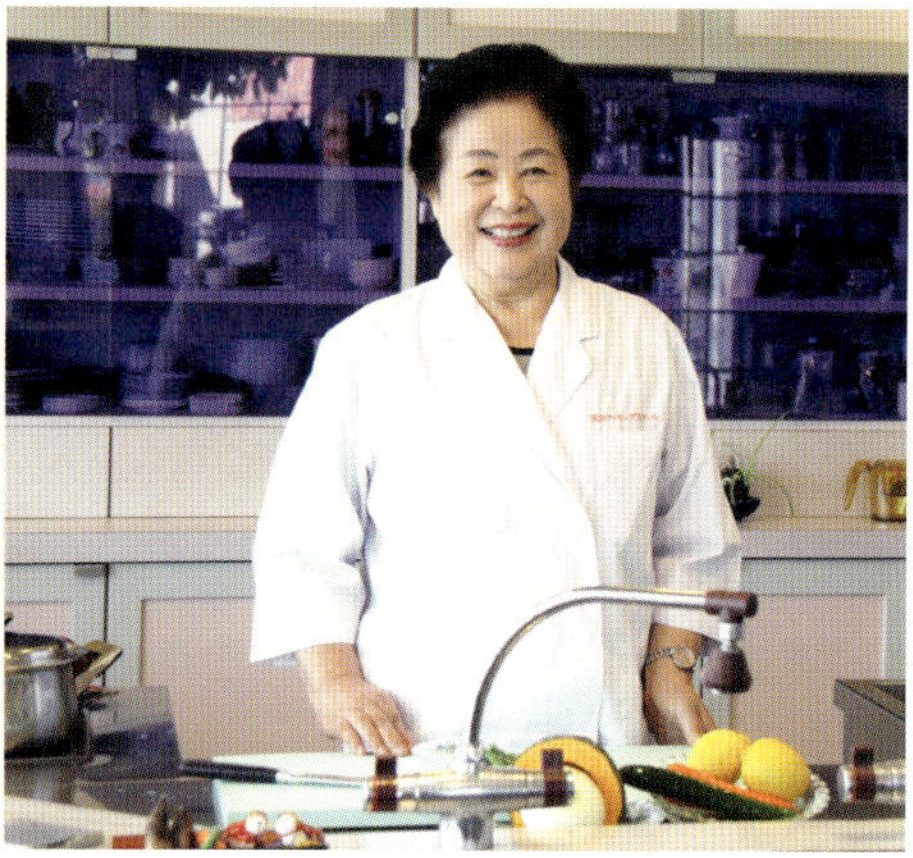
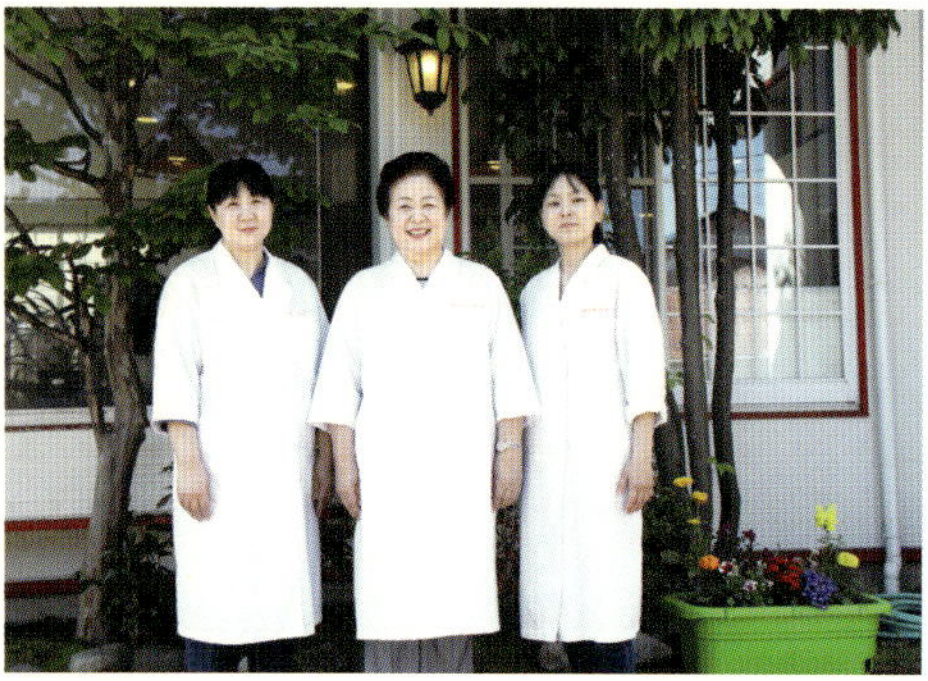

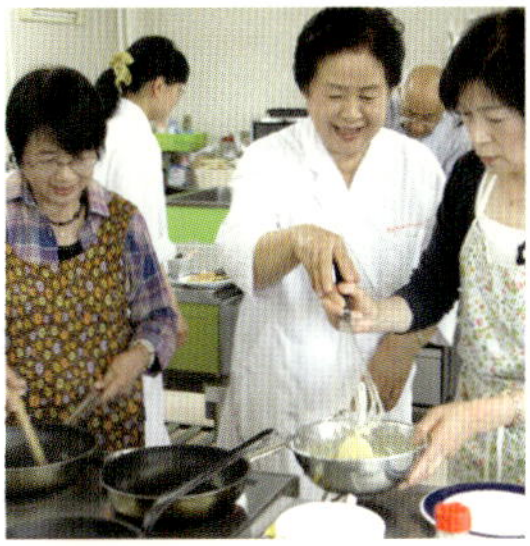
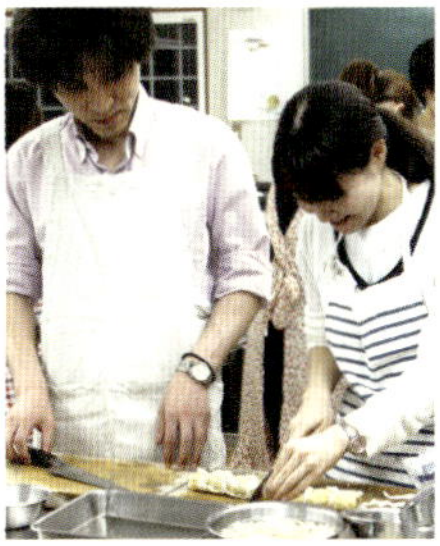
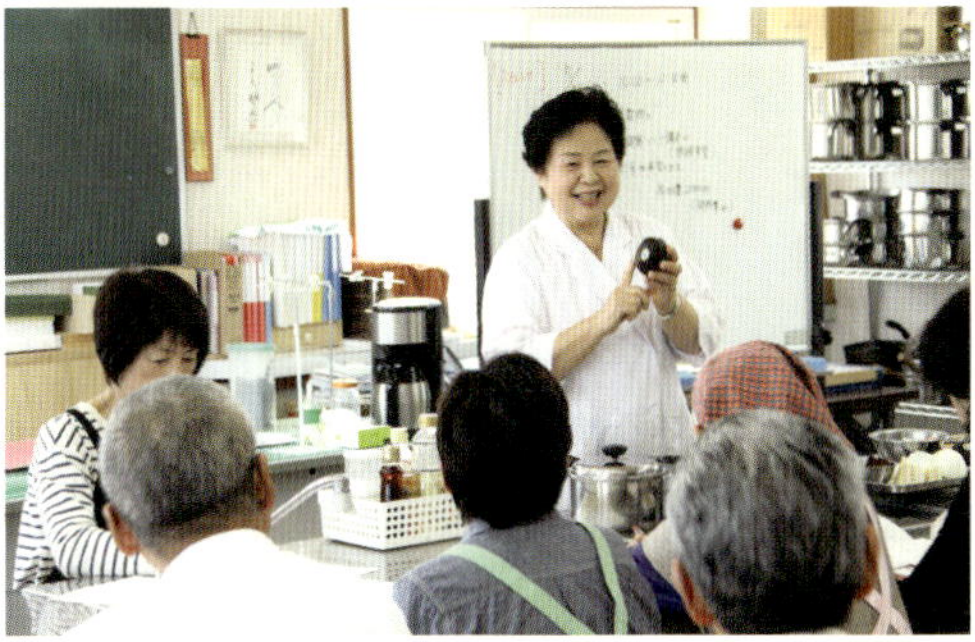
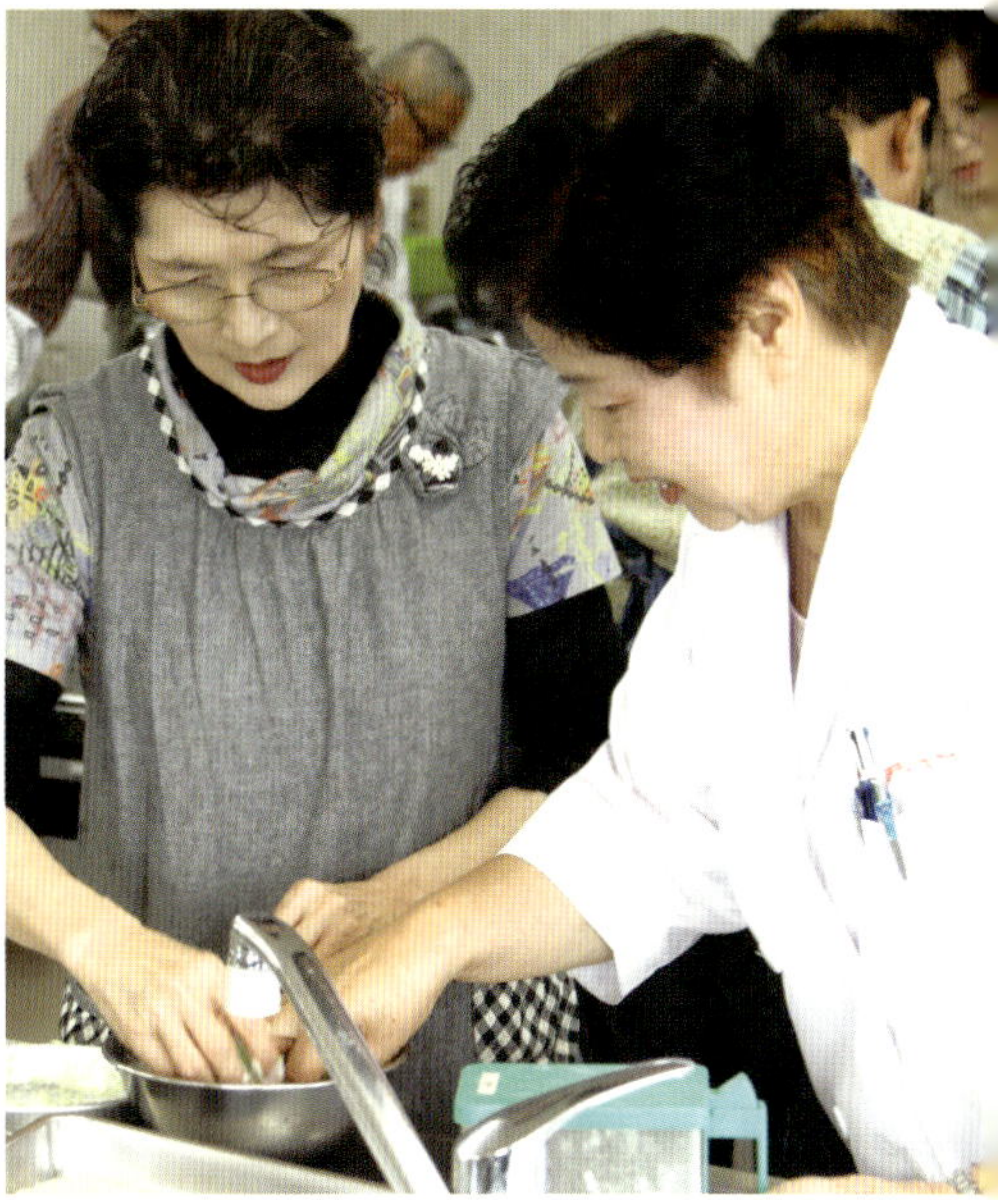

毎日、教室で生徒さんたちの元気なお顔を見るとホッとするんです。

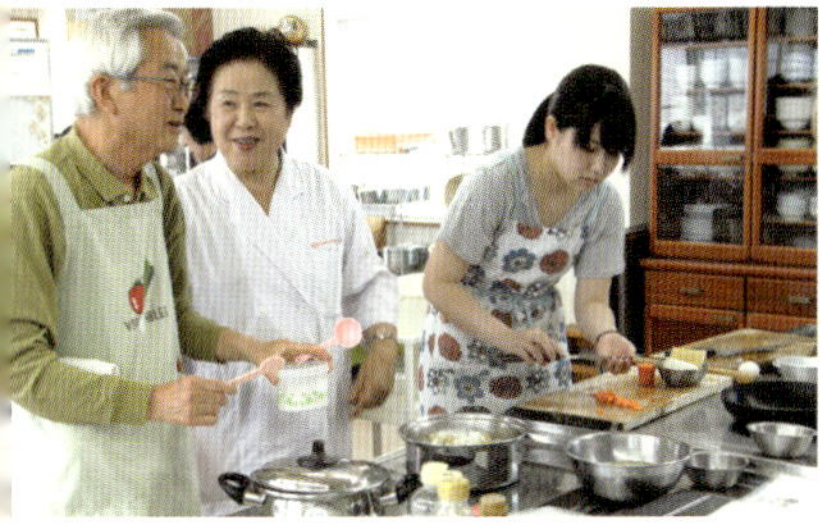
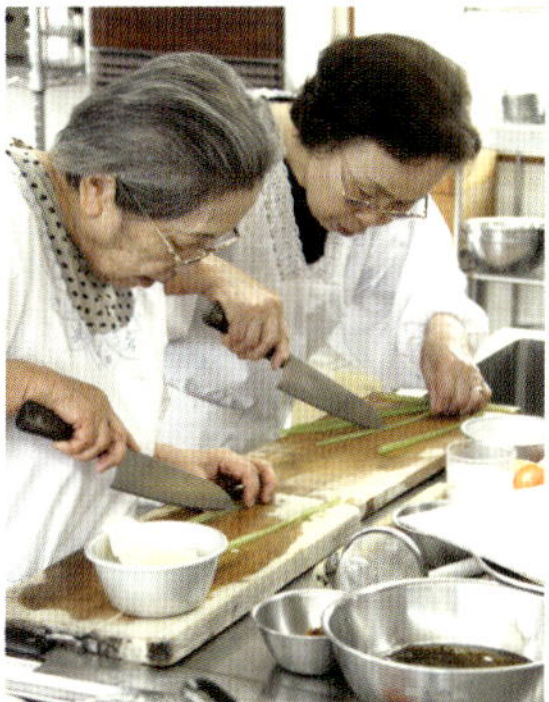
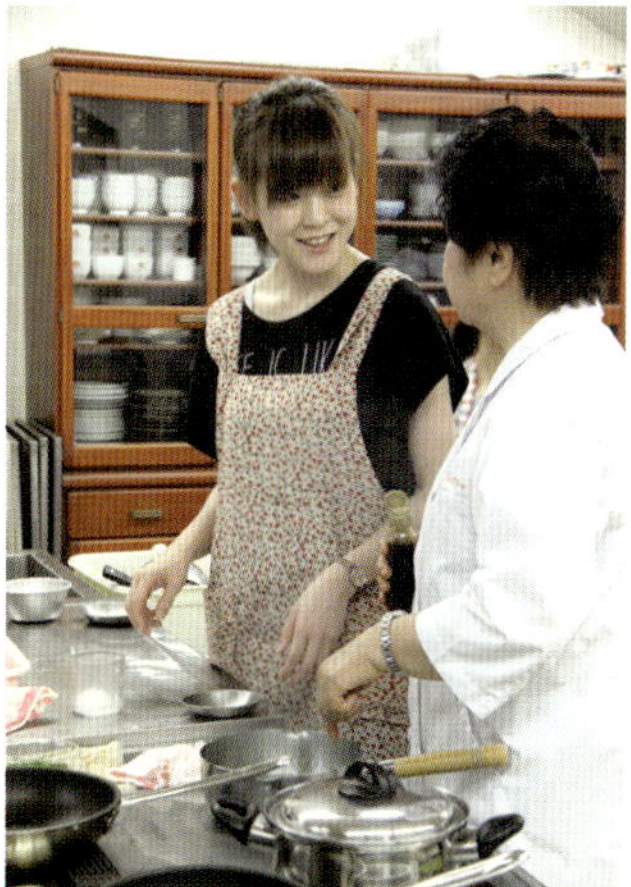
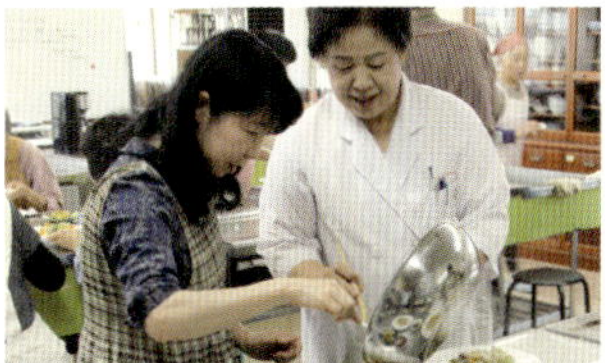
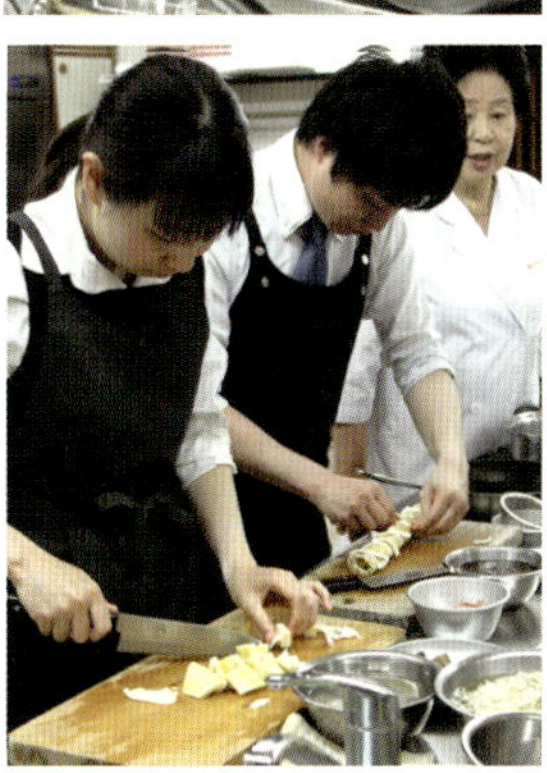
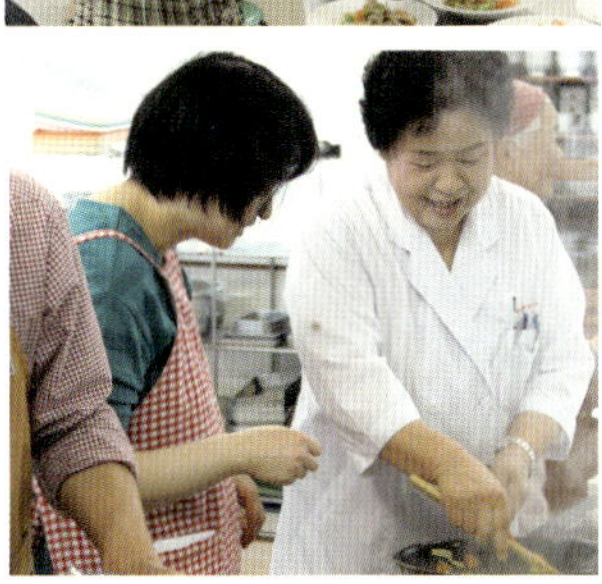
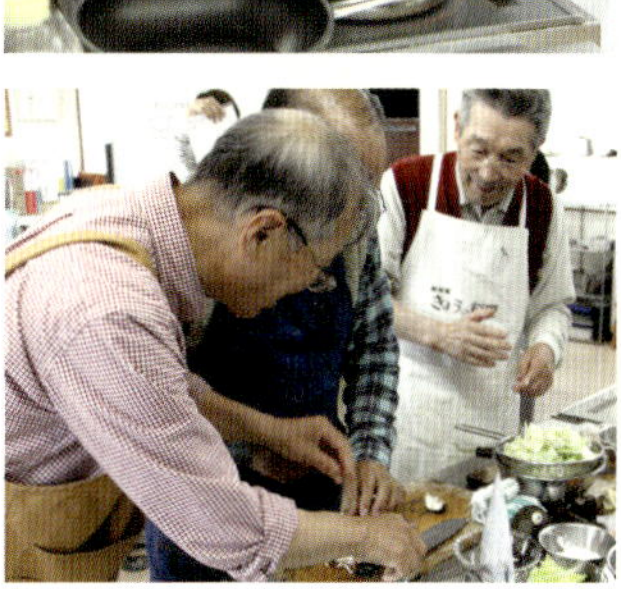

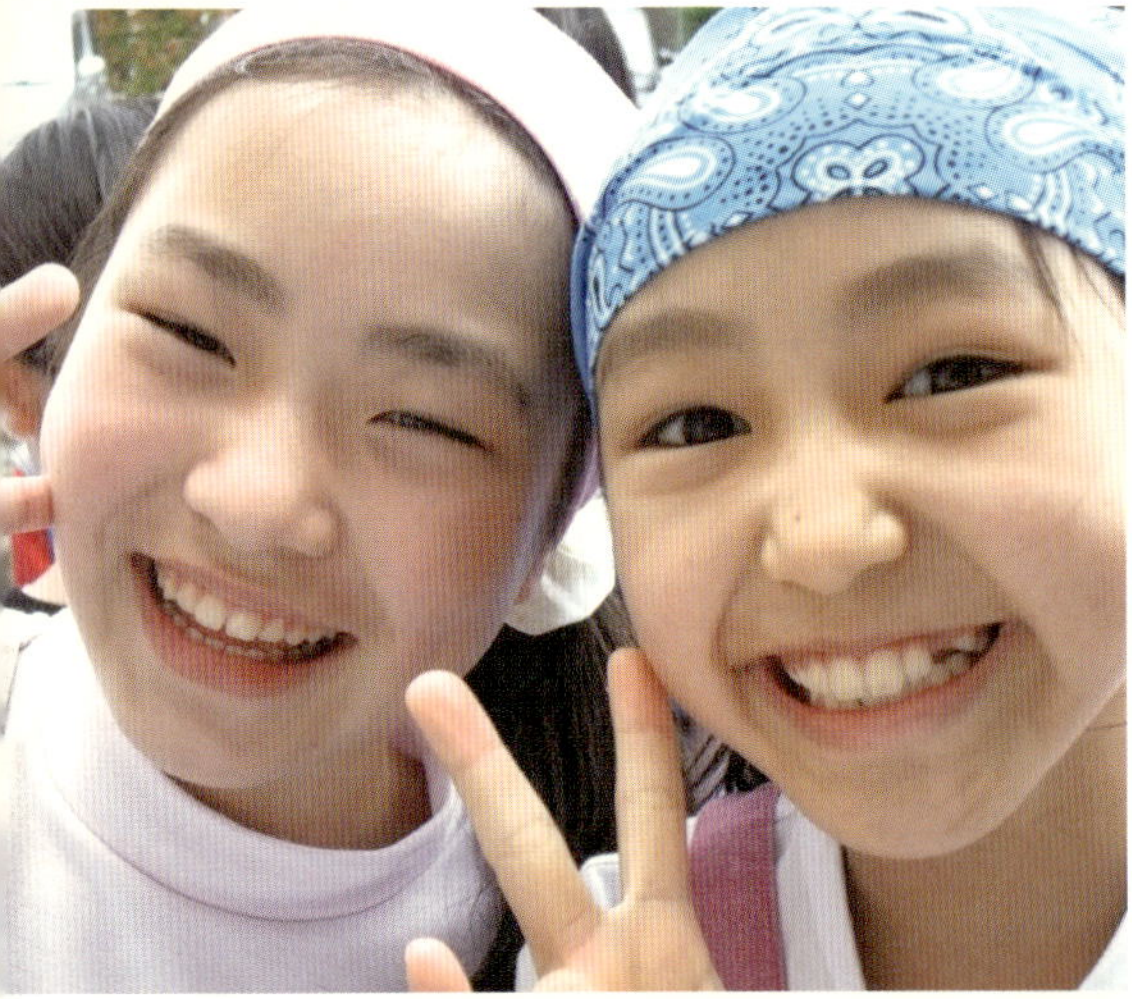

チャイルドクラス 餅つき体験イベント
(浅田クッキングスクール：H28)

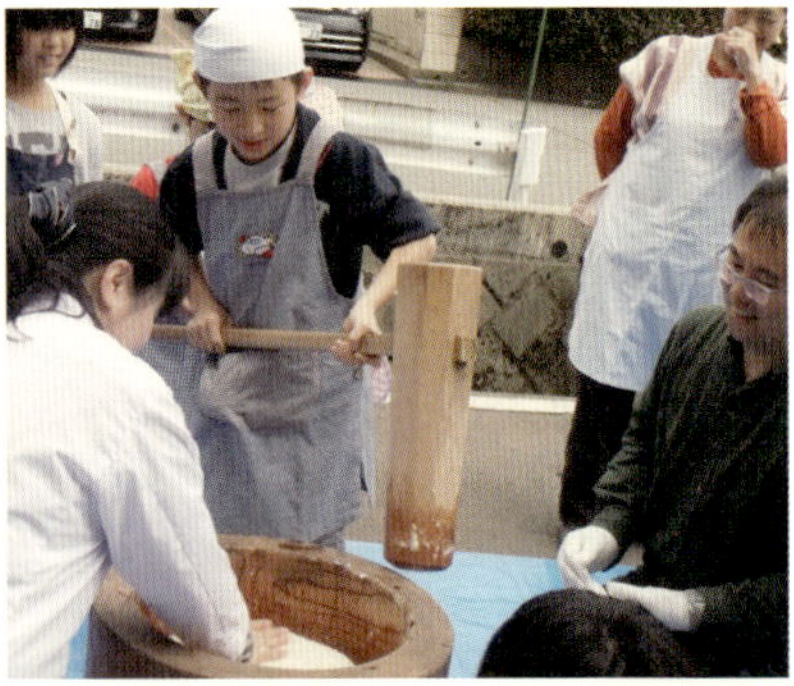

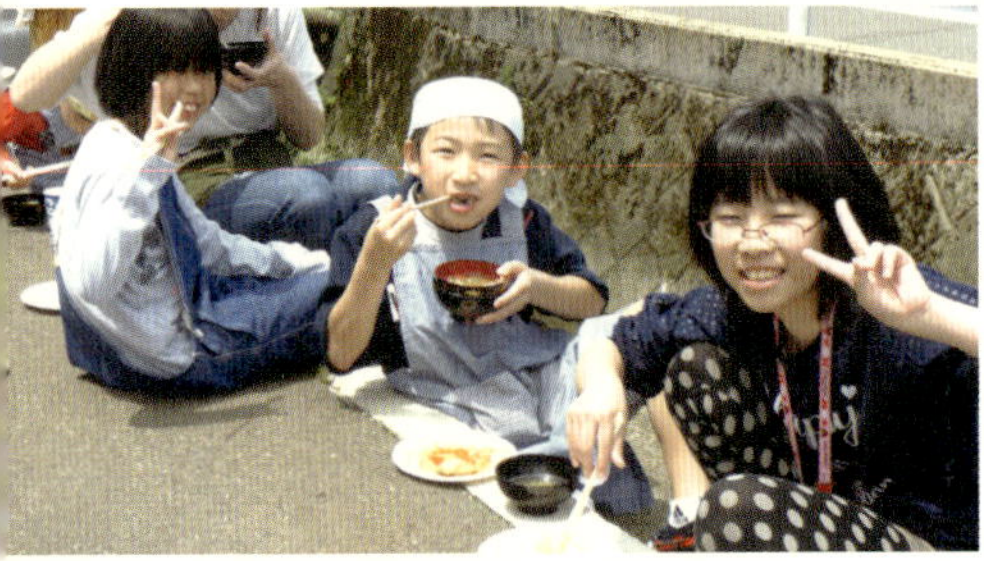

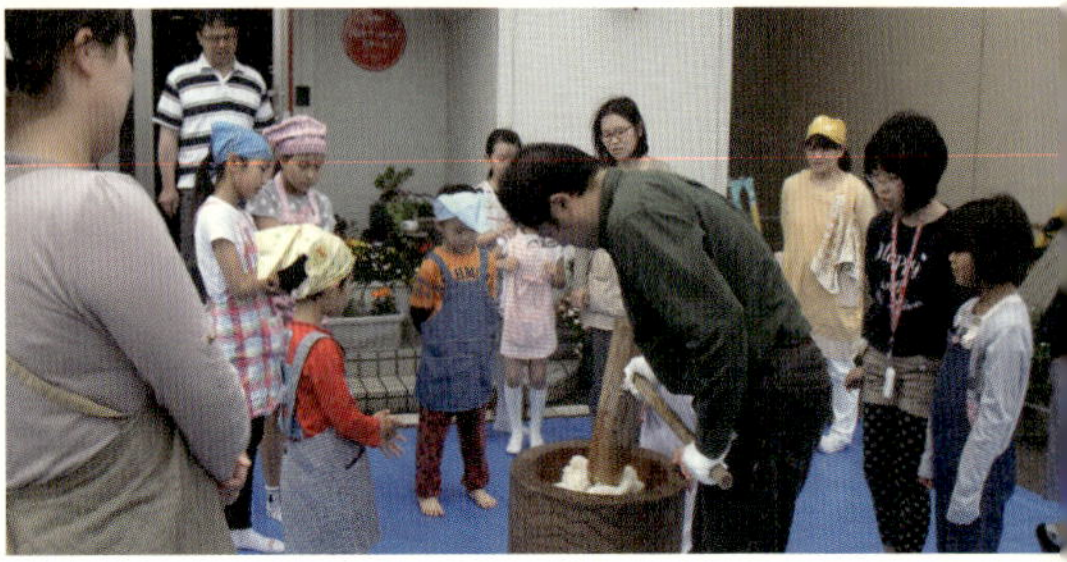

本科・チャイルドクラス
そば打ち体験イベント
(浅田クッキングスクール：H28)

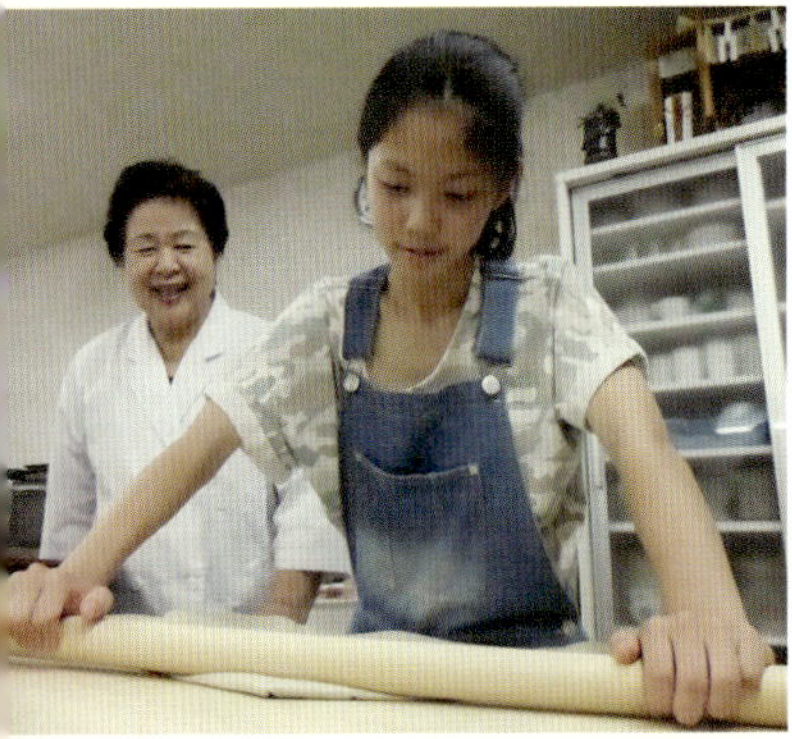

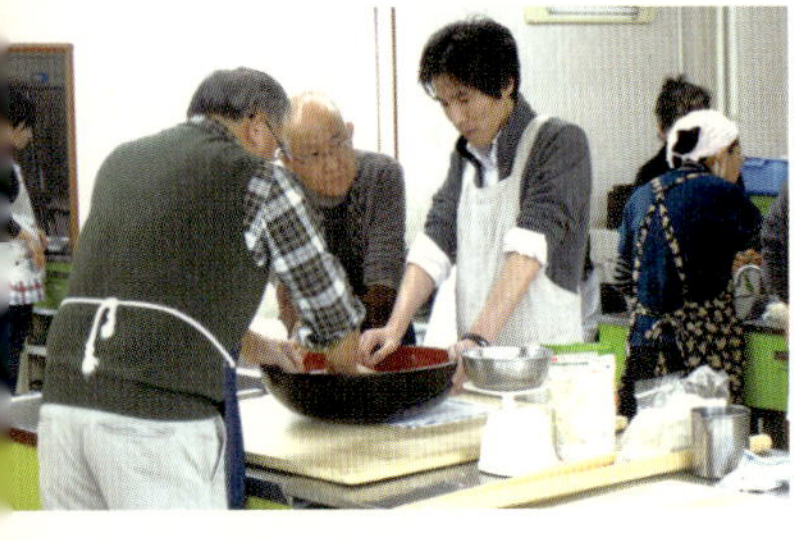

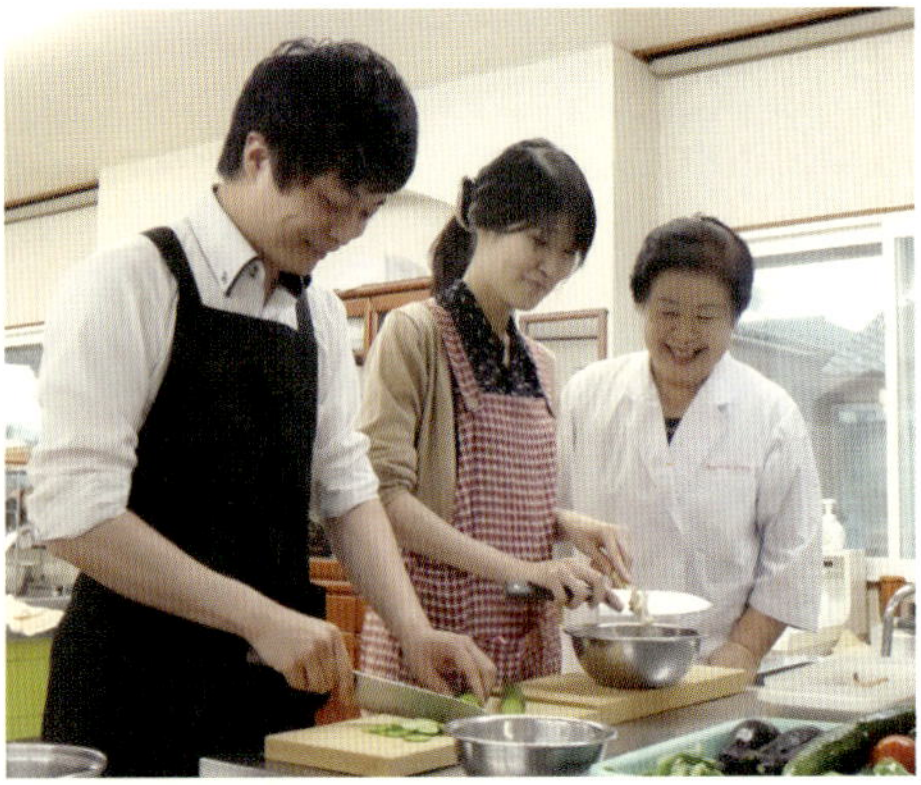

ブライダルプライベートレッスン
(浅田クッキングスクール：H28)

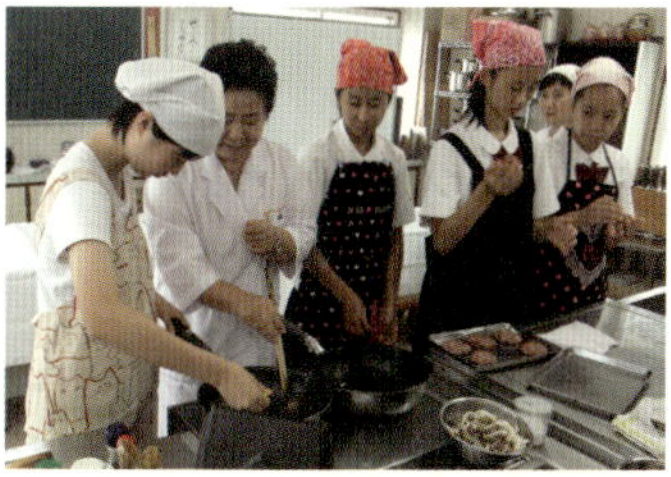

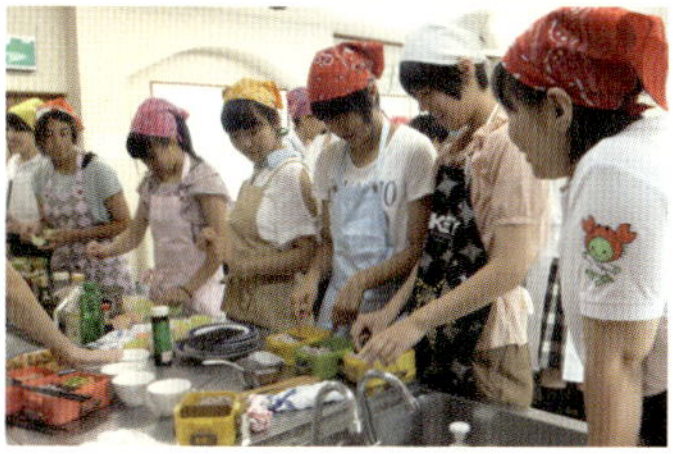

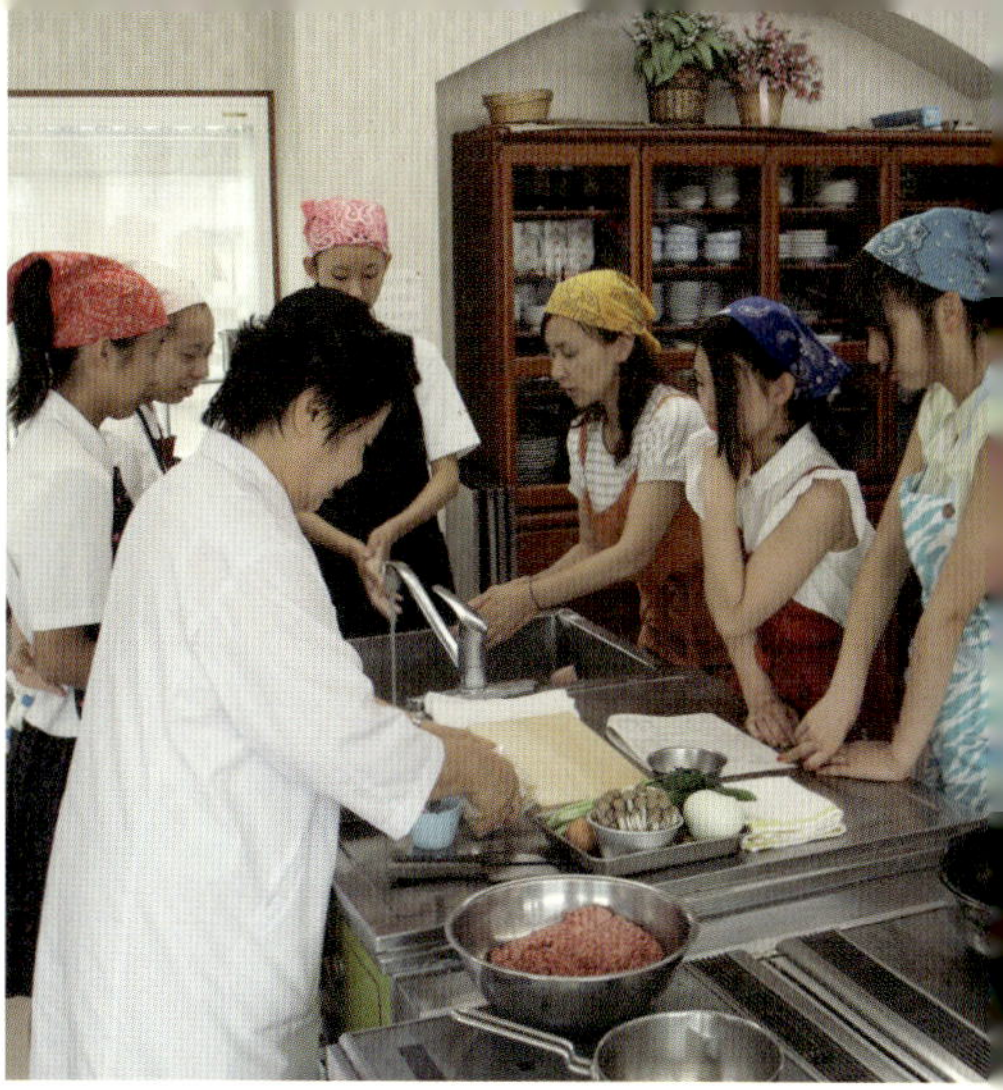

高校生お弁当づくり講習（福井県スポーツ課主催：H27.8）

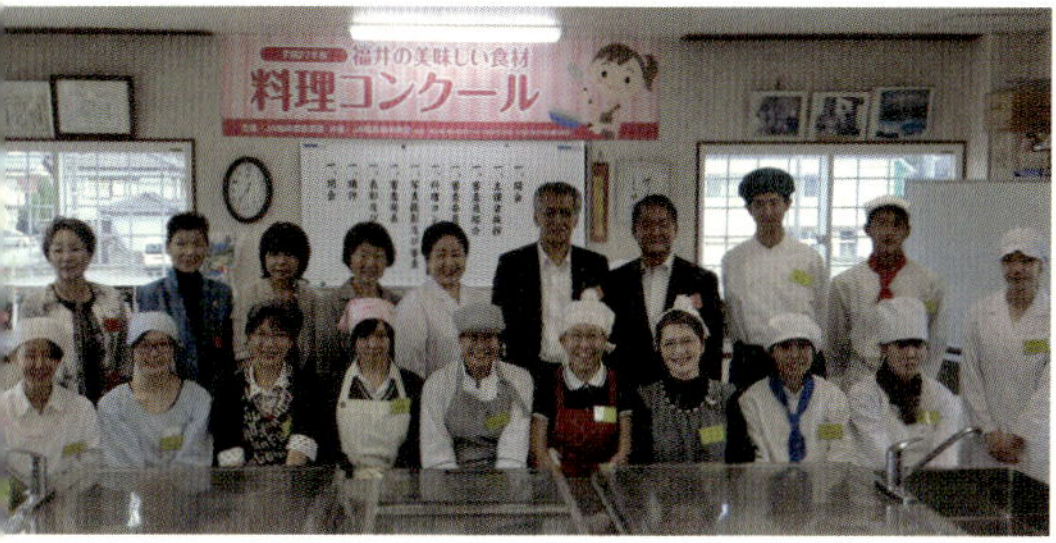

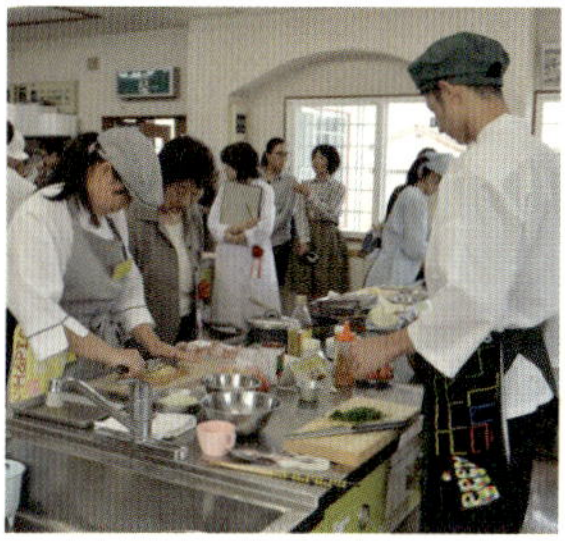

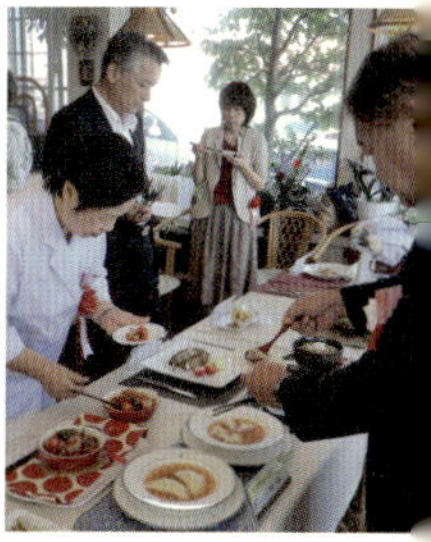

福井の美味しい食材 料理コンクール
（JA 福井県経済連主催：H27.10）

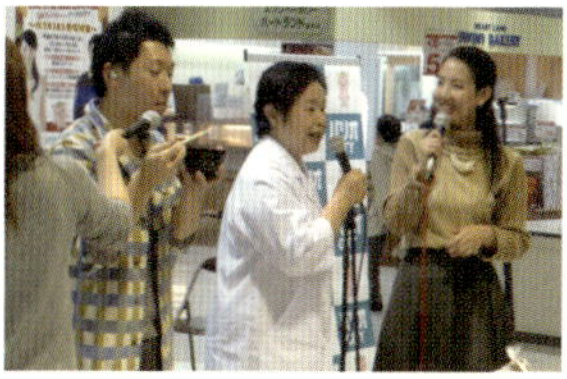

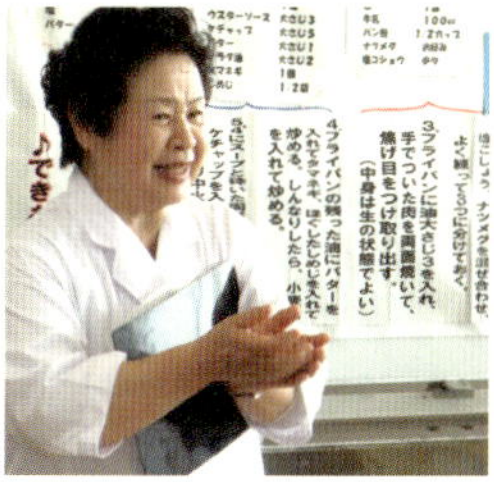

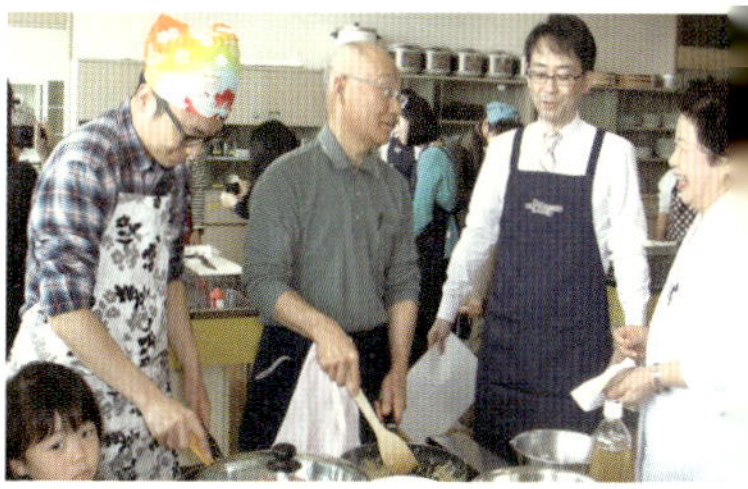

家事チャレンジ講座 PaPa クッキング（福井県総合政策部主催：H28.3）

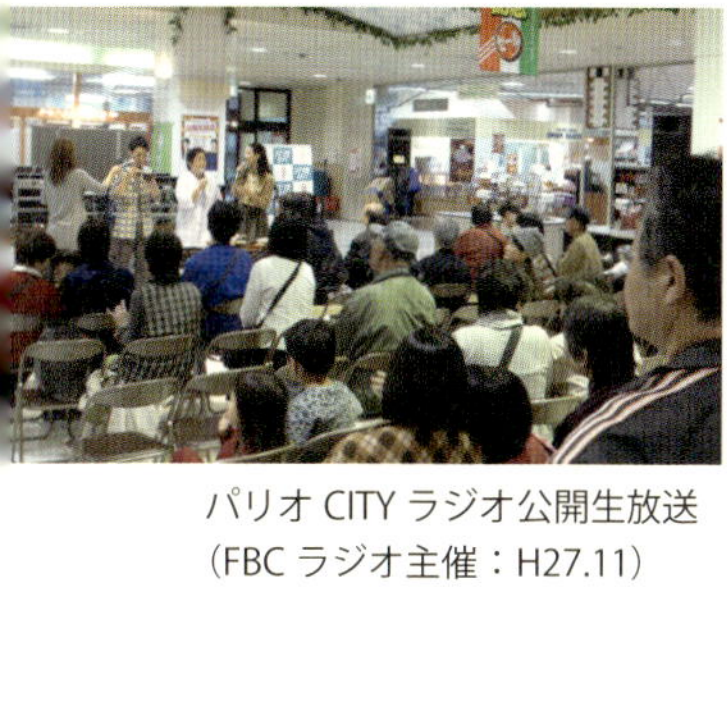

パリオ CITY ラジオ公開生放送
（FBC ラジオ主催：H27.11）

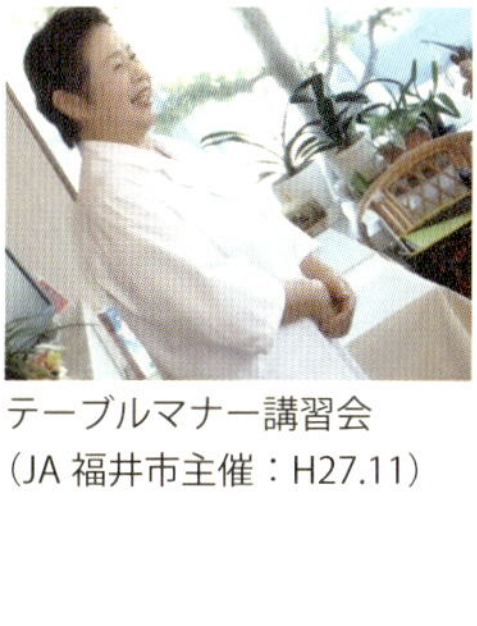

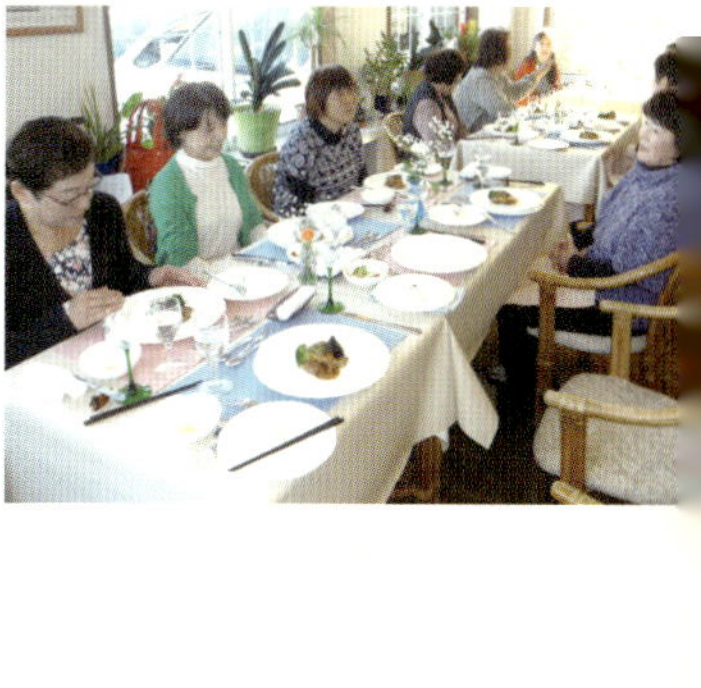

テーブルマナー講習会
（JA 福井市主催：H27.11）

著者プロフィール

浅田 容子　Yoko Asada

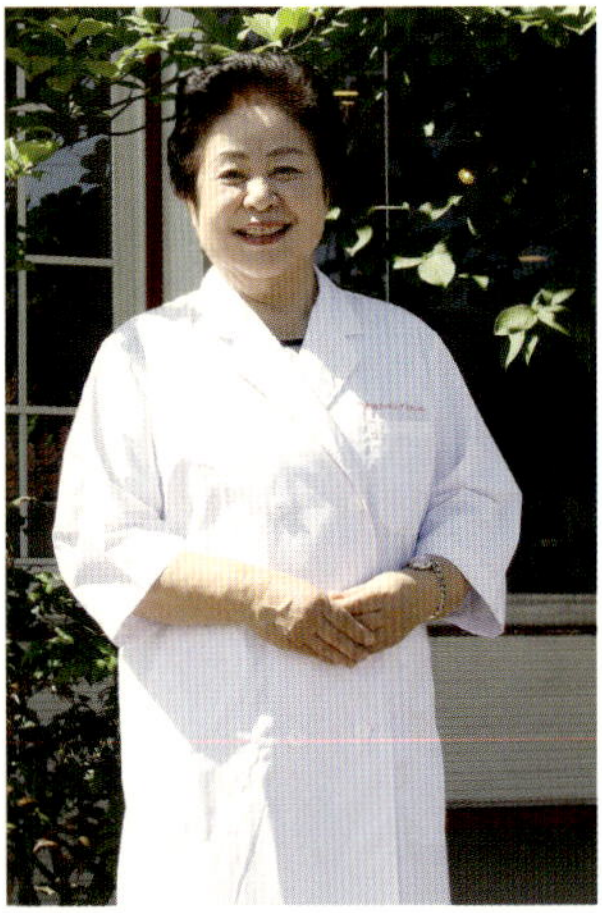

1966年　福井県坂井郡金津町（現あわら市）にて料理教室を開設（創業）
1976年　福井県福井市豊島に福井教室を新設
1986年　福井県福井市町屋に教室を新築移転
1997年　金津教室を福井教室に統合して現在に至る

教室１階のスクール直営店「クィーンアリス」では、旬の食材を使った栄養バランスのよいランチを月曜から金曜まで手作りしている。

2016年現在
浅田クッキングスクール校長
若狭おばま御食国大使、社会福祉法人福井県社会福祉協議会研修講師、学校法人新和学園福井県医療福祉専門学校講師などを兼任し、新聞・雑誌・ラジオなどのマスメディアでも活躍中。

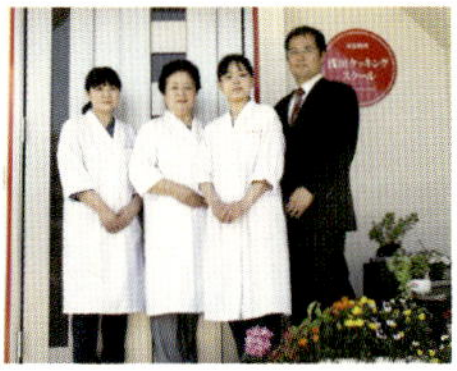

●料理撮影協力：浅田ひとみ・浅田由記子
●制作進行協力：浅田章次

食 想う心
身体と心の健康は家庭の食卓でつくるもの

2016年8月7日　第1刷発行

著者　浅田　容子

発行　アートヴィレッジ

〒657-0846　神戸市灘区岩屋北町 3-3-18　六甲ビル 4F
TEL 078-806-7230　FAX 078-806-7231
《受注センター》
TEL 078-882-9305　FAX 078-801-0006
http://art-v.jp